JN322554

問診のすすめ
―― 中医診断力を高める

金子朝彦／邱紅梅＝著

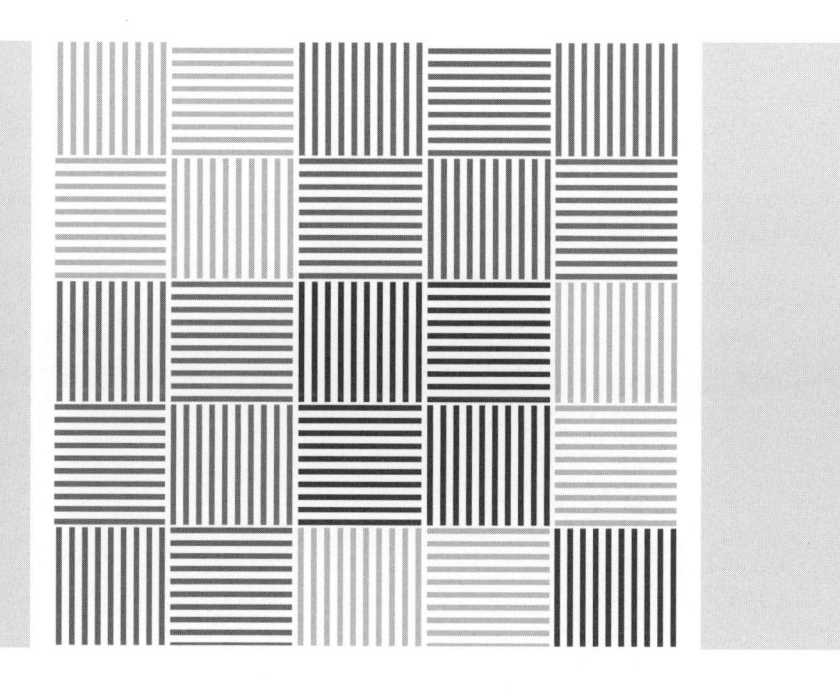

東洋学術出版社

序にかえて ― 問診から始めよう

　中医学では四診合参を重要視する。四診をフル活用し総合的に診断せよ，という意味である。総合的といっても，それぞれの診断法が同じ立ち位置にいるわけではない。また，同じ構造を有するわけでもない。

　考えてみれば道理であるが，四診のうち問診のみ異なる特徴を有する。その特徴をひと言でいえば，言語往来の原則に尽きる。問いに対して相手が答えるという，いわばキャッチボール式の情報収集法である。

　この相互性は，ほかの三診にみられない特徴である。問診以外の診断法，たとえば脈診や舌診などは，術者のもつ理論で相手の情報を汲み上げている。当然ながら，理論が稚拙だと情報を収集することができない。

　その点，問診は術者自身の学識の高さを問われない。何とありがたいことか，初学者が主体とする情報収集法としてはうってつけではないか。もちろん，問診それ自体の作法や，相手への説明力などの諸問題が内在し，中医用語と日常用語との乖離を埋める力，言葉の行間を読む力，瞬時に相手の思いを察する力などは不可欠であろう。研修生や学生に接していると，カルテを取るという作業に没頭するあまり，患者の話を聞き漏らすという事象にたびたび遭遇する。

　自らの努力で知り得た理論や知識が，問診の稚拙さゆえに活かされないケースを見るのは余りに忍びない。これが本書を手がけた動機である。

　特に自覚症状・既往歴・家族歴などにおいては問診の独壇場であり，問診レベルの向上により，本人のもつ諸知識に統一感が生まれ，飛躍的に弁証力が上がることもまれではない。

　『素問』徴四失論に「病を診るにその始め，憂患飲食の失節，起居の過度，あるいは毒に傷らるるを問はず，此を言ふを先にせず，卒かに寸口を持つ，

序にかえて

「何ぞ病能く中らん」（病気を診断するのに，その発症時期，悩み苦しみ，飲食の状態，生活のリズム，あるいは中毒ではないかなどを聞かずに，問診に先んじて脈診をとる。こんなことで，どうして正しい診断ができるだろうか！）という下りがある。

本書はこの精神に即しながら，「いかにして問診レベルを上げるか」をテーマとした。これは人見知りで，頭の回転の遅い筆者の課題であった。

今回，過去に習ったこと，感じたことを思い出しながら整理した。幸いなことに，家内 邱 紅梅（きゅうこうばい）から意見をもらう。第5章および第6章ジョイント問診の項では，本当にジョイント（共同執筆）してくれた。夫婦をやって20年以上経つが，はじめてのジョイントではないだろうか。愚鈍な筆者から見ると才女すぎて「歩く中医書」に見える家内であるが，義父邱徳錦（小児科医）から受け継いだ「常に何事にも全力を尽くしなさい」という言葉を大事に守っている姿勢には，人として頭を垂れるしかない。妊娠年齢の平均が40歳を優に超える臨床歴を多数もつ助っ人の参入は心強い。

全体を通してみると，中医用語にどこまで統一感をもたせるかに難儀した。極力，初学者がわかりやすいように平明な中医学用語を心がける。病理に関しては最も適当と思われる語句を選択し，証名に関しても気血津液弁証，経絡弁証，臓腑弁証，病邪弁証内にとどめ，六経弁証，衛気営血弁証などは後ろに括弧付けする。

最後に，頭の回転以上に筆の遅い筆者と飽きずにお付き合い下さった東洋学術出版社 井ノ上匠社長，編集に尽力下さった桑名恵以子様，校正に関するご助言をいただいた三旗塾前橋倶楽部代表 北上貴史先生，三旗塾松浦由記絵先生，山口恵美先生および河本独生先生には，この序文をもって御礼の言葉に代えさせていただくこととする。

2014年3月

金子　朝彦

目　次

序にかえて ………………………………………………………………… i

第1章　問診の構造　　　　　　　　　　　　　　　　　　　　　1

問診上達の要素 …………………………………………………………… 1
２つの問診 ………………………………………………………………… 2
治療問診 …………………………………………………………………… 3
筆者はこうしました ……………………………………………………… 5
主訴の絞り込み …………………………………………………………… 9
木の理論 …………………………………………………………………… 13
3W1H ……………………………………………………………………… 16
3W1Hは急性病の決め手 ………………………………………………… 17
慢性病の対策 ……………………………………………………………… 21
増悪因子と緩解因子 ……………………………………………………… 21
「逆引き」増悪・緩解因子 ……………………………………………… 35

第2章　症状―症候―証　　　　　　　　　　　　　　　　　　51

証の定義 …………………………………………………………………… 51
可視から不可視への転換 ………………………………………………… 55
代表的な症候群は使えるか ……………………………………………… 56
症候群は主訴により変化する …………………………………………… 57
心気虚の定義を例に ……………………………………………………… 58

逸脱した症状，気になる症状	60
問診で得る重要症状は症候群に昇華する	61

第3章　問診の作法　65

2-8の法則	65
二問を求めず	66
はい・いいえは愚問	68
息づかいを感じよう	68
慎み深い言葉・お陰様で	70
普通です	71
行間を読む	73
挙動を見る	74
正短の書	76

第4章　症状の変換　79

症状の幅	79
症状の軽重	80
痛みの表現	81
各論に入る前に	88

第5章　各論―問診レシピ　89

発熱	90
鬱熱	92
悪寒・悪風	94
畏寒肢冷（冷え）	96
汗	98

頭痛	102
胸痛	106
脇痛	110
胃痛	112
腹痛	116
肩こり	120
背部痛	124
腰痛	128
口渇・口乾	134
浮腫	138
飲食	142
味覚	146
大便	148
小便	152
耳鳴	154
失眠	156
疲労	160
精神状態	164

第6章　現代医学を用いた問診　167

ジョイント問診	167
不妊症	167
心理的フォロー	176

索　引	179
総括およびあとがき	189

コラム

中医人口の増加……………… 3	師匠の思い出……………… 67
感覚重視は是か非か………… 5	普通のサラリーマン………… 72
師匠…………………………… 8	表言葉・裏言葉……………… 74
更年期障害…………………… 13	バーゲンセール……………… 76
夜間尿………………………… 15	偉大な企て…………………… 85
常識の拡大…………………… 20	サイン………………………… 93
陰虚～陰虚火旺における勝敗… 26	低体温………………………… 97
日中入浴事情………………… 30	寿司と天ぷら………………… 105
問診の戦略…………………… 35	舌色…………………………… 109
人間…………………………… 37	感謝…………………………… 119
気を感じる…………………… 40	同位の鎮痛…………………… 123
血虚の2系統………………… 45	日本語の功罪………………… 127
人より自分だろう…………… 47	不思議な体験………………… 132
予備問診……………………… 49	協調的自立…………………… 137
ゆるやかな気………………… 55	浮腫と日本人女性…………… 141
中医書の作法………………… 59	腎の封蔵……………………… 159
私の死生観…………………… 64	頭の疲労……………………… 163

第1章

問診の構造

> 　一般に問診は，四診のなかで最も取り付きやすいという印象がある。特別な知識も要らず，日常会話の延長のようにさえみえる。これを全面否定するものではないが，それだけで問診を進めることはできない。そこには一定の規律性・法則性が存在する。また聞くポイントもある。主訴と主訴に関わる重要情報という2点から論を進めてゆくことにしよう。

問診上達の要素

　問診の良し悪しは，弁証の成否を決める重要なファクターの1つである。また，円滑な治療関係を構築するはじめの一歩でもある。筆者は以下の3点を心がけている。

- 質の高い情報を集める。
- 患者が何を求めているかを察する。
- 患者に合った説明をする。

　この3つが揃ってこそ満足な問診ができた，という思いがある。質の高い情報は，正確な弁証論治を行うための絶対条件である。さらに患者の求めるところを察知し，その患者の理解に適った説明をする。これが治療継続の動機付けになる。
　私たちは患者を診る。同じく患者も私たちの力量を測る。言葉は悪いが

患者に品定めされる存在でもある。レストランでの品定めと何ら変わるところはない。

　評判で来院し，問診で幕が開き，治療成績で継続するのである。

2つの問診

　問診には，治療するための問診（治療問診）と，養生あるいは体質改善を目的とした問診（養生問診）とがある。

　この2つの問診には違いがある。大きくは治療と養生の違いがそのまま反映するわけであるが，具体的な違いは主訴を意識するか否かにある。

　治療問診は目下の苦痛・違和を取り除くことに主眼を置く問診であり，養生問診は体質論に重きを置き，日常の傾向性に着目する問診である。どちらも臓腑・経絡の動的平衡の改善を目的に行う点は同じである。ただし，治療問診ではより詳細な患部情報が必要となる。

　この2つの系統は臨床家の立場を表明したものであるが，患者の要求により臨機応変に変化するものでもある。

　本書では，治療問診を主体に論を進めてゆく。「第1章　問診の構造」では治療問診の意味・手法・特徴を提示する。「第2章　症状－症候－証」では，その関わりを考察する。「第3章　問診の作法」では注意点を挙げ，「第4章　症状の変換」ではおもに臨床現場の違いなどからくる問題点を明らかにする。そのあとの「第5章　各論」で，患者との何気ない会話からでも，有力な情報が入るよう大枠のポイントを記す。簡単な問診レシピだと考えてほしい。「第6章　現代医学を用いた問診」では不妊症を例に取りながら，西洋医学の成果を反映させた問診スタイルを提示する。

Point
問診には治療問診と養生問診とがある

コラム

中医人口の増加

近年，中医学を学ぶ方が増えている。特に薬膳という形から入る方が急増している。栄養士さん，調理師さんから一般の方々までが中医学の本を持ち，講習会も花盛り。今までと異なる視点から日常生活の改善に取り組む姿勢は賞賛に値する。

しかし，その知識が中途半端なら毒にもなることを知るべきである。しっかりと基礎を学んだあと，専門知識と周辺知識とを同時並行で身に付けていく姿勢が望ましい。

湯液と薬膳では薬効が違う。石膏とキウイ・バナナの清熱効果は，同じ用語を用いても，その作用部位および清熱の程度が大いに異なるのである。

治療問診

治療問診では必ず主訴，つまり治す対象を明確にしなければならない。それも，できるだけ早い段階で明確にする。主訴が不明瞭だと，証の論拠となる症状の取捨選択ができない。

一般に症状の取捨選択は，その軽重あるいは重要度合いなどにより判定する。特に重要度を考えるとき「何から見て」という視点が必要になる。当然ながら，その「何から見て」に当たるのが主訴なのである。

これはきわめて重要である。たとえば悪寒や発熱は，感冒や頭痛が主訴の際には重要な症状となる。しかし慢性の不眠症なら，さほど重要な症状

とみなさないことも少なくない。陰陽論もそうだが，これは陽に属する，陰に属するなど何気なく使っているものの，必ずある視点を基準に分けている。分けるという行為には，必ずその判定基準が存在するのだ。

　問診もこの法則から外れない。主訴という症状の重要度を見分ける判定基準を特定することから始めなければ，治療問診とはいえないのである。ただ，主訴を特定することはそう難義なことではないだろう。通常「どうされましたか？」と問えば，患者が答えてくれる。「カゼをひいたようなのです」「腰が痛いのです」「不妊症で来ました」などといった感じになろう。

　主訴を意識していないと，主訴にまつわる症状と体質的傾向を混ぜて話す患者に対応しづらい。ひいては間違った証を導くことにもなりかねない。

　たくさんの証が見えて整理がつかなくなるという方は，主訴を強く意識しているかどうかを今一度確認してほしい。主訴に対する情報が少なすぎる割に，からだ全体に関わる情報が多すぎるきらいがある。

　人の思考回路は変わらない。気になることから口にする。順序立てて話す人はむしろ少数派かもしれない。特に熱証傾向の方は話を飛ばし，肝気鬱の方は自分で考えた因果を語り，ときに症状を大きく見せようとする。腎虚の高齢者なら，時間の前後を逆転して話すこともまれではない。

　「昨日から急に腰が痛くなりました」「もともと冷え症です」「足先がいつも冷たく，靴下を履いて寝ます」と続けば，仕分けする側としても話に引きずられ，陽虚か寒邪侵襲を頭に浮かべ，今度はそれに執着し，そのあとの患者の言葉を見落とすはめになる。

　この言葉の整理能力の低さや思いついた証へのこだわりこそが，初学者の陥りやすい盲点なのである。

　問診の終盤の段階でも，この患者さんは肝気鬱っぽいし，脾気虚っぽくもあり，腎虚もありそうだ，などと思う方は，主訴からの視点が足りないと思って差し支えないように感じるが，いかがだろうか。

最初に確定した主訴を最後まで意識していないと，このような結末を迎えるはめになる。

Point

治療問診では最初に主訴を確定する

コラム

感覚重視は是か非か

　筆者自身は感覚を重視する臨床家だと思っている。しかし，極力に証拠集めはする。言語定義にもうるさい。できるだけ感覚を言語に置き換える。そうしないと次世代に伝承できないと考えているからである。

　清末から中華民国を経て共産党政権成立前後までは伝統医学の動乱期であった。現代医学との対比論のなかで科学性を取り込む時代でもあった。その1つが，のちの中医研究院（現在の中医科学院）でみられる実験的精神である。科学性の確保と同時に言語統一とシステム論（弁証論治）を強化する。これにより集団教育が可能になり，医師としての面目が保たれる。

　初学者において大事なことは，中医用語の意味を正確に把握することである。次に臨床で感じたことを言語化してゆくことである。いずれ言語化で収まらないものが出てくるだろう。そのときは，格段に臨床レベルが上がっているはずである。

筆者はこうしました

　筆者は運良く，比較的早く臨床に入ることができた。鍼灸学校に入学したその日から臨床現場に出る。もちろん右も左もわからない。最初に憶えたのは各地の方言である。これで患者の出身地を当てながら会話の糸口を

つかむ。まさしく落語でいう「まくら」を振ったのである。理論はない，技術もない，呼吸合わせのみの邪道な「つかみ」である。

学校を卒業する頃には，アバウトながら中医学の基礎は理解できるようになる。当時，唯一知りえた訳本『中医学基礎』（神戸中医学研究会訳）を何十回読んだかわからない。当時の問診は以下のようなプロセスであった。

1. 主訴を確定する。
2. 問診十法[注1]に沿い，いろいろな質問をする。
3. 症状から証を推理する。
4. 脈舌はよくわからないが，一応は見る。
5. 証を確定する。
6. その証に見合う配穴をする。

（注1）問診十法：明代の『景岳全書』伝忠禄の十問歌が有名。寒熱・汗・頭身・便・飲食・胸・耳・渇き・脈・味の状態を聞く基本的な問診法。後世，改良が行われ，経期・帯下・家族歴・偏食などにも及ぶようになる。

その後，雛林東医学院・梁哲周先生に師事し，臨床の心構えから物の見方まで，さまざまなことを教わることになる。

それまで思い込んでいた「証＝症状群」が否定される。正直驚いた。コレとコレがあるから××証と考えていたが，違っていたようだ。証は言語定義できるものである。その定義に適う症状が，すべてその証の枠内にある。このことが，その後の臨床上達の起点となる。

証（本質）＝症候群（外在化）の意味がはじめて理解できたように思う。もちろん治療学においての話である。証が人間の本質であるということではない。

また，問診論も教わった。それまでのスタイルと大きく異なるようにな

る。詳細に記すと，以下のようなものに変化する。

- 患者には極力オープンに喋ってもらう。
- その過程で主訴の確認を取る。
- オープンな会話を促すようにする。
- 主訴からみて重要な症状（情報）をリストアップする。
- 通常と比べて，明らかに逸脱した症状があればチェックする。
- 重要な症状に，その重要度から優先順位を付ける。
- 症状を優先順位に従い並べ替える（頭のなかで）。
- 仮説の証を立てる。
- 脈診・舌診ときに切経との整合性を考察する。
- 整合性が確認できれば仮説から確定した証とする。
- 整合性が取れなければ，取れない理由を考える（このとき逸脱した症状が役に立つことがある）。
- 整合性が取れない理由から，追加問診を考える。
- その答えを含め再度，証を検討する。
- 証を確定する。

　この変化の大きな特徴は，患者との会話の自由度が高くなった点にある。こちらからは，「どうしましたか？」「それで？　そうなんですか？」「たいへんでしたね」「うんうん」などの会話を促す言葉が主体になる。
　それ以外の質問も極力限定的な質問は避け，枠の大きな聞き方を心がける。「お腹の具合はどうですか？」「その痛みはどんな感じですか？」「不眠とおっしゃいましたが，具体的にはどんな感じですか？」などといった問い方が多い。
　自由に語ってもらうと，言葉に躍動感が生まれ，生きた情報が得られる

感じがする。頭のなかでは，患者からの情報を動画に変え，それが証の定義に適うか否かを常にチェックしている感じになる。もちろんそのためには，カルテを早く書くなどのテクニックが必要となる。

　最近は，病理の深い認識こそが的確な治療に繋がるという思いがあり，証の確定後に以下の作業を強化する。

- 主訴と証のあいだの病理を埋めるべく言語化を試みる。
- それを踏まえた治法を考え，戦略・戦術を練り，その日の治療目標を設定する。
- 穴性を参考に，治法に適う配穴群を考える。
- 配穴群と実際のツボの反応とを照らし，数穴に絞り込む。

コラム

師匠

　当時，読売巨人軍の監督であった長島茂雄氏の指導法について，高橋由伸選手が質問されている場面をテレビで見た。「監督の話は理解できますか？」という問いに，「全然わかりません」と答えている。まぁ，テレビ局の意図を汲んだ予想どおりの答えといえなくもないが，あながちウソでもないように思う。

　師弟間では以心伝心で伝わるものがある。弟子が自分でつかみ取るものもある。しかし，多くは言語を通して理解し伝承されてゆく。特に初級〜中級ではこの傾向が強い。

　天才肌の師匠の弟子は十中八九が死ぬ。しかし千に一人の天才が現れる。秀才師匠の弟子は十に五，六の割で残る。秀才は上達の方法を言語化できるからである。しかし，反旗を翻えさないと天才は現れない。師を選ぶポイントになる。ただし，弟子にしていただければという話ではあるが。

主訴の絞り込み

「治療とは？」と聞かれたら，筆者は次のように答えることにしている。

「治療とは，患者のリクエストに対し最善の努力を払うという暗黙の了解に基づく契約行為である」。いわば信義に基づく契約書のない契約行為である。ヒポクラテスの誓いならぬ張仲景の誓いである。

冗談はさておき，その契約は，あくまで患者のリクエストに対してのものである。それゆえ，リクエストである治す対象を明確にする必要があり，その改善に努める責務を負うわけである。

体質を改善したいという思いがあっても，主訴の改善に繋がらない限り契約違反と考える。極論すれば，世間でいう治療と慰安の違いはこの点にしかないのである。

先項より主訴といったり，治す対象といったりしているのには理由がある。以下のケースなどは，主訴＝治す対象とならないこともある。代表的な3つのケースを提示する。

1 主訴・複数型

患者さんから主訴をいくつかもち出されるケースがある。頭痛と坐骨神経痛と胃炎をどうにかして下さい，などと言う。主訴が3つあっても治す対象は1つに絞ったほうがよい。

通常，最も辛い症状か，急性のものを優先する。治しやすい症状に絞るという手もなくはない。早く治ったという事実が信頼度を増し，次の希望へと繋がりやすい。心がポジティブに動くということだ。ケースバイケースであるゆえ，その旨を説明し，納得してもらう。

もちろん，結果として3つの主訴が1つの証で統合されるケースもある。問診途中から，治す対象を特定し，その主訴を意識しながら仕分けしてゆ

くとよい。

2　主訴・大枠型

　不妊症を例に取ると理解が容易である。妊娠を考える際，その条件として基礎体温の安定（二相性の確保），頸管粘液の有無，月経周期の安定，経血の良好な状態などが必須である。加えて最近では，病院（不妊外来）と併用するケースが大多数を占め，ホルモン値，生化学検査の数値，あるいは内膜の厚みなどを弁証に取り込むことも少なくない。

　そこで不妊を主訴としておきながらも，もう少し具体的な主訴を設定することになる。治療目標を一段下げる感じといえば適当だろう。

　妊娠の前提として，安定した体温（二相性のある）にまでもってゆきましょうとか，血塊をなくしましょうという感じになる。更年期障害や不定愁訴症候群もこれに近い。

3　主訴・枠外型

　先の不妊症でもよくみられるケースであるが，エストロゲン（E2）を上げてほしい，プロラクチンを下げてほしいという趣旨の依頼がある。高血圧症や肝機能障害，あるいは糖尿病なども同様で，直接に数字の改善を求められるケースである。

　検査数値は弁証の参考資料として使えるものの，それ自体を主訴にすることは，中医学を含めた伝統医学の文脈には馴染まない。その旨を患者の理解しやすい言葉で伝え，そのなかで表れる症状を主訴とし，同意を得て弁証に取りかからなければならない。

　結果として，数字の改善に至るケースは多数ある。ただしタイムラグが存在することもある。その点については，しっかりと説明しておいたほうがよい。

まれに検査数値以外に，これといった症状のない患者に出くわすこともある。その際，体質レベルでの特異な傾向が役に立つこともある。

【治験例：症状の希薄な例】

[症例] 53歳，男性。教師。2003年7月初診。

[主訴] 左眼の複視（二重視）。

[経過] 5月下旬に突然発症。はじめは手許の物が二重に見える。特に動く物や自分の動きで増悪，増悪時には眩暈が表れる。コリンエステラーゼ阻害薬のピリドスチグミン臭化物でやや改善（2メートル先まで正常に見える）。ただし，その後は変化なし。

[症状] 左瞼やや下垂。夜間尿1回，時折頭痛あり。食欲・二便正常。

[脈舌] 舌苔薄白，脈細弦。

[切診] 異常なほどの多汗。治療後もひかない。手に玉の汗，シーツは人型になる。多汗は疲労で増悪。

[診断] 重症筋無力症：抗アセチルコリンレセプター抗体（陽性）。

[分析] 眼には大量の気血が必要。複視・下垂から，眼に十分量の気血がないと判断。

　　　異常な多汗に着目。多汗は衛気の不足や，風熱・内熱などで表れる。風熱なら数年は続かない。内熱なら疲労悪化で起こらない（陰虚火旺の線もなくはないが，同定できる症状が皆無）。よって消去法により衛気虚と推定する。

[弁証] 衛気虚。

[治法] 補衛気。早急に衛気の回復を図るため，腎気を鼓舞する。

[目標] 衛気を充実させ，それにより気の消耗を防ぎ，眼に回す分の気を確保する。

[配穴] 関元：塩灸（温腎），気海：塩灸（温腎），合谷：鍼（補衛），上星：

鍼（補衛）。

[結果] 治療後2日間は，10メートル先まで見える。ときに動いている物でもはっきり見える。10診までには直線のものははっきり見えるようになる。紆余曲折を経て，1年ほどでほぼ正常な状態に回復する。

<解説>

　この例は軽度の眼瞼下垂と，複視の典型症状である眼の動きに伴う眩暈を除けば，ほぼ無症状に近い。有力な増悪因子もない。

　そこではじめは，主訴と絡まないと考えていた異常なほどの発汗に着目した。病理的整合性を付け，衛気虚を割り出した例である。

　正確に記せば，衛気虚から肝気虚を起こしたものだと考えている（脾気虚はない）。どれだけ疲れても食欲は落ちないことも合点がゆく。途中，病院から柴胡剤を含む方剤が出て，クレアチンホスホキナーゼ（CPK），グルタミン酸ピルドン酸トランスアミナーゼ（GPT），グルタミン酸オキサロ酢酸トランスアミナーゼ（GOT），トリグリセリド（TG）が跳ね上がったのも頷くしかない。

Point

主訴＝治す対象とは限らない

> ### コラム
>
> **更年期障害**
>
> 　更年期障害を弁証すると肝腎陰虚が多く，ついで腎陰虚火旺，心腎不交と続く．肝腎陰虚が基本証でも，ときに肝気鬱が突出したり，陰虚血瘀や血虚生風が表れたりする．生活状況との絡みから心陰虚に飛ぶこともある．いわば基本証と，時折見せる枝葉の証がある．生活史・精神状態などとの影響が大なのであろう．
>
> 　肝腎陰虚を意識しながらも，今回の主訴を治療しましょうという感じで，派生する証に対して詳細な問診を行うことが長期治療の鍵となる．
>
> 　毎回主訴が変わることに飽きてはいけない．更年期とはそういうものであるという認識をもちながら，しっかり聞いて，しっかり確認して，出口までのサポートは任せてね，という姿勢が大事だと思う．

木の理論

　木は大きく根，幹，枝，葉に大別される．このイメージを問診にも使いましょうという単純明快な話である．理論と呼ぶほどのことでもない．あくまで頭のなかでの処理を容易にするための作業過程である．

　まずは木に命名をする．腰痛の木，頭痛の木など主訴の名前を付ける．その後，患者さんの話を聞き，これは幹の話，これは枝の話という感じで整理してゆく．

第1章　問診の構造

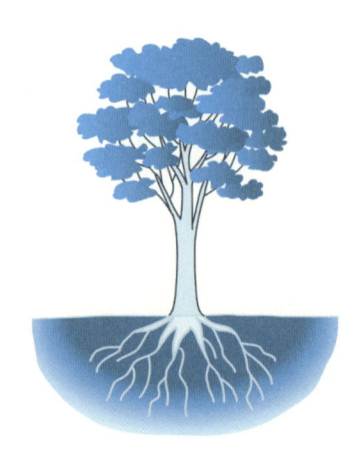

疾患の木

根：証
幹：主訴にまつわる症状
枝：体質的傾向や生活状況など
葉：主訴との因果は低く見えるがとても気になる症状，あるいは通常とかけ離れた症状

|根| 根は見えない。証も視覚の枠外にあり，見えるものから推理しなければならない。この点が証のイメージとだぶる。

|幹| 治療問診において最も重要度の高いものは，主訴に関連した症状である。まさしく問診の骨幹といえるだろう。それゆえ幹と考える。

|枝| 体質傾向，生活状況あるいは習慣などは幹から派生した枝に当たる。重要度は低いものの弁証の際に考慮しなければならない。ときに，これらの情報から病理の連動性なども推理できることがある。

|葉| 葉はその色艶で人の目を引く。木全体のなかではとても気になる存在である。問診中に主訴に関連していないようにみえるが，妙に心に引っかかる症状に出くわすことがある。あとで大きな意味をもつこともある。主

訴との因果だけはあとで確認すべきである．発症条件の下地や増悪因子としてクローズアップされることもある．逆に，主要病理から派生した症状のときもある．また，主要病理のさらに原因となる病理であったりもするからややこしい．

　問診は患者の話を真摯に聞きながらも，同時に症状を仕分けする作業である．頭の回転が早い人ならよいが，そうでないと思うなら，最初から整理しやすい箱を作っておくに越したことはない．それができてこそ実を結び，花が咲くのではないだろうか．

Point

> 木の理論を使い，大きく仕分けする

コラム

夜間尿

　夜間尿は，初学者ならずとも腎の固摂失調を疑う代表的な症状である．しかし夜間尿が十数回となれば，固摂失調よりむしろ熱による神の暴走現象などを疑いたくなる．
　夜中眠れず，排尿することで若干の清熱効果を得るため極端な排尿回数となる．心火や心腎不交などに多い．
　第一，腎虚単独では夜中に十数回起きるのは容易なことではないだろう．鬱証などでは重要な症状とみることもある．この症状が幹か葉かは主訴においてのみ判定できる．

3W1H

　主訴は，症状の重要度を決める指標である。再三再四強調しているが，「何から見て」という視点が必要ということだ。

　現代医学ならば，この視点を落とすことはないだろう。にも関わらず同じ人が，手を湯液や鍼灸に変えた途端，体質論的な方剤や配穴に傾くことがある。筆者のなかでの漢方七不思議の１つである。

　では，一般に主訴関連症状のうち，どういう類の症状なら重要度が高いといえるのだろうか？

　まずは5W1Hに着目する。知ってのとおり5W1Hは，いつ（When），誰が（Who），どこで（Where），何を・どこを（What），なぜ（Why），どのような具合（How）の６つである。

　このうちWhoは患者に決まっているので不要。Whyは酷だ。なぜ痛めたかと聞いても答えようがない。そこで実際は，いつ（When），どこで（Where），何を・どこを（What），どのような具合（How）の3W1Hに関わる情報が重要になる。

　主訴が確定したら，その主訴に関わる3W1Hを絶対に落としてはならない。基本中の基本である。それにも関わらず，初学者はこれをよく落とす。よくみられる例としては，「どこを」と「どのような具合」を甘くみる。「どこを」では，痺証などが好例で，脇の甘さが露呈する。具体的には「どこの経絡を痛めたのか？」などを落とす。

　研修生に取ってもらったカルテには，よく主訴・坐骨神経痛とだけ書いてある。疼痛部位を患者とともに確認することは，きわめて重要である。

　坐骨神経痛は，足の太陽膀胱経と足の少陽胆経の二経にまたがるもの，足の陽明胃経に流れるものもある。上肢痛・頸痛・肩こり・頭痛も然り。

　痺証と経絡の相関は，学生を３カ月もやれば誰でも重要だとわかるはず

である。しかし，意外なほど見落とす。できる限り，患者とともに指さし確認を行うのが望ましい。

さらに付け加えるなら，深さについて尋ねてみる。表面近くの痛みなのか，深部の痛みなのかは，ほとんどの患者が答えてくれる。深さは有力な情報となる。

「どのような具合」については，3W1Hのなかでも最も重要な情報である。たとえば痛み1つとっても，質・程度・趨勢など多様な側面があり，場合によってはそれ自体が，証と直結する有力な情報になる。ここは，詳細に情報を集めるに越したことはないだろう。

にも関わらず，初学者はまたもここが薄い。倦怠感などに至っては，カルテに「だるい」とだけ記載する者すらいる。どのようにだるいのか？　どんな程度なのか？　どう変化してきたのか？　の記載がまるでない。

だるい＝気虚とでも端から決めてかかっているのかもしれないが，とにかく情報量が少ないことだけは確かだ。

だいたい日本人は，だるいと重いとの区別に弱く，一緒くたにだるい・重だるいで片付けてしまう人がごまんといる。

Point

3W1Hは情報の骨格である

3W1Hは急性病の決め手

発症から間もない疾患では，発症から現在までの3W1Hを集めれば，7,8割方の弁証ができるといっても過言ではない。

まず発症状況を尋ねる。できるだけオープンな問い方で尋ねる。「発症

したときの状況を詳しく教えてください」などが適当だろう。患者の言葉から，「いつ」「どこで」「どこを」「どのような具合」かを把握する。

次に時系列のなかで，どう変化したかに着目する。変化していなければ，発症時の 3W1H が最も有力な情報となる。

変化があれば，それを把握する。「いつ」「どこで」はすでに確定しているので必要ない。「どこを」と「どのような具合か」の変化に着目する。患部は短期間で拡大したり，縮小したりする。移動することもある。浅い位置から深部へ移行することもある。移動とは表面上のことのみではない。

以前，急性病ではないが，咽の癭瘤（えいりゅう）（頸部が腫大し瘤状になる病気）が内部に拡大しているのを見つけたことを思い出す。病院で摘出するも間に合わず，ほどなくして亡くなられてしまう。

「どのような具合か」に関しては，性質の変化が最も重要になる。脹痛から激痛に変化することも，激痛から鈍痛に変化することもある。

たとえば，急性腰痛が発症時の表層部の激痛から深部の鈍痛に数日で変化することがある。激痛が鈍痛に変化したわけだから，痛みの程度から考えれば軽くなる。患者は良くなる過程と勘違いする。現実は逆である。深部に進行したため，痛みを感じにくくなったケースである。つまり慢性期に移行しただけのこともある。

こと痛みに関して，信じられないくらい多様な表現を取る。2 つ以上の表現で答えてもらうことも一考である。詳細は別途後述する。

話を戻すが，最後は現状を把握する。とはいえ，病程の変化を聞く過程で，現状を掌握できていることが圧倒的に多い。

そこで確実な弁証のため，増悪因子を押えておくことをお勧めする。増悪因子といっても慢性期とは違い，季節性などより，寒熱・姿勢・動作が患者の口から出てくるだろう。急性病は慢性病と比べ，増悪因子が緩解因子より決め手の情報となりやすい。

注意点を挙げるとすれば，発症時前に誘因のあるケースもある。気虚気滞・血虚血瘀などは，発症時はそれぞれ気滞や血瘀であるが，そこまでに気虚や血虚の進行という条件がある。このあたりの誘因的要素への自覚は，患者によりあったりなかったりする。一応のチェックを入れておくほうが無難であろう。

急性病チェックポイント（3W1H）

① **いつ（When）**：日時だけではなく，時間・天候・季節なども視野に置く。
　例：3日前の1月28日に……ではなく，その日は雨が降っていた，朝のまだ寒い時間帯だったなどを把握する。

② **どこで（Where）**：場所を把握するだけでなく，その状況を頭のなかで具体化する。
　例：家のなかで……ではなく，階段を上がる途中，台所，さらに急ぎ足で，電話を取ろうとした瞬間になど，患者の様子が絵になる感じがベストである。

③ **どこを（What）**：極力に正確を期すために，患者本人に部位を指し示してもらうようにする。発症から現在まで，部位に変化がなかったかを深さも含めて尋ねる。

④ **どのような具合（How）**：発症時から現在までを，表1「Howの5大要素」を参考に尋ねてみる。短期間のなかでも発症時と比べて変化があれば重要である。

　特に急性期なら，趨勢を落とさないようにしてもらいたい。たとえば，五十肩などは発症時から数日経って痛みがピークを迎えることが多い。勢いが強いときの患部刺激は，慎重を期さなければならない。
　たとえ同じ寒凝血瘀の五十肩であっても，病気の勢いが強いときは慢性期と比べ，治療法が全く異なることがある。

③の「どこを」とも絡むが，広範囲な疼痛が表れるときは，部位により痛みが異なることがある。たとえば頸から上肢にかけての痺証などで，頸は血瘀の激痛を呈し，上肢は血瘀で気血が回らないため掣痛が表れたりするので，確認が必要である。

表1　Howの5大要素

表現	どのような苦痛・違和なのかを表現してもらう
増悪	どうしたら悪くなるかを表現してもらう
緩解	どうしたら良くなるかを表現してもらう
趨勢	病気の勢いが増しているか，衰えているかを尋ねるか，察する
感情	病気に伴う感情変化，あるいは今の気持ちを尋ねるか，察する

コラム

常識の拡大

　以前，周りの人からよく常識が欠けると言われた。確かに患者さんの体重をズバリ言い当て，叱られることがある。太ったことが相手にとって気恥ずかしいことだ，という常識がなかったことは認める。しかし，使いどころを間違えなければ会話を弾ませる飛び道具になる。常識の辺縁はいつも揺れるものなのだ。
　相対性理論はニュートン力学の壁を破り，量子力学もまた相対性理論の壁を破る。いわば常識の拡大が起こる。
　舌下静脈の形状で血瘀の有無をみる。青黒い怒脹でもあれば血瘀だろう。確かにそのとおりだが，痰熱系ポリープでも怒脹は表れる。また，全く細絡がないことを気血両虚とする書籍もある。
　書物に当たりながら臨床を繰り返せば，常識は拡大するものだと思う。

慢性病の対策

　急性病なら主訴からみた 3W1H を押えれば大半の弁証が可能と述べた。しかし，慢性病はそうはいかない。病程が長い分，外部環境・日常の所作・心理状態などが影響し合い，病理をより複雑にするからである。

増悪因子と緩解因子

　3W1H は，急性病と同じく慢性病でも中核をなす情報源である。ただ慢性病はこれに加えて，極力に増悪因子と緩解因子を明らかにするよう努めることが望ましい。この 2 系統を柱に情報を押えると，より確実な弁証に近付くようになる（**表 2**）。ただし，慢性病の発症時については，記憶が曖昧なことも多く，重要度は急性期と比べ低くなる。

　増悪因子を押えるだけでなく，緩解因子にも言及する理由は，両因子からその疾病の傾向性をより確実に推定するためである。疾病の傾向性がわかれば，かなりの病因を特定することができる。

　たとえば加冷増悪だけでなく，加温緩解も確認しておけば，主訴が冷えと何らかの関わりがあることがより鮮明となるだろう。そこで，自信をもって寒邪の侵入や陽虚の存在を推定できることになる。つまり，加冷増悪のみの確認より，さらに信用度の高い情報に昇華したことになる。

　証拠とは，常にその信用度を上げる工夫がなされなければならない。問診も裁判と同じである。

　また，この増悪・緩解のセットは信用度を上げるほか，早とちり・勘違いを防ぐという意味合いもある。実際に起こる現象とは，実にさまざまな要因が絡み合い，幾通りの解釈も成り立つものである。たとえば患者が入浴で少し良くなりました，と言えば，頭のなかでは安易に「温めて良くなっ

表2　急性病・慢性病の聞きどころ

急性病	3W1Hを詳細に聞く
慢性病	随伴症状＋3W1H＋増悪・緩解因子を中心に聞く

たのだから，冷えが原因だなぁ」などと考えてしまう。しかしその実，風呂の湿気で緩和する可能性，お湯の浮力で痛みが一時的に緩和する可能性もある。あるいは入浴の気持ち良さで，肝の疏泄が回復することもあるだろう。

　この点を考慮し，増悪・緩解の両因子をセットで考えるという方法を提案する。個人的には増悪因子より緩解因子のほうが解釈は難しい。増悪因子はまだストレートな解釈が可能だ。そこで情報の重要度なら，上から増悪因子＋緩解因子，増悪因子のみ，緩解因子のみの順になる。

　日常の臨床でよくみられる代表的な増悪・緩解因子を挙げてみよう。

1　季節・天候・温度

　季節・天候・温度などは，自然が織りなす外的要因の代表的なものである。適正を欠けば増悪因子になる。もとより外邪（六淫の邪）に感受している状態では，自然界の同類の要素に強い影響を受ける。

　たとえば寒邪に感受している状態では，冷えが増悪因子となる。この折の冷えは，気虚・陽虚を増悪させる因子にもなるが，その影響は外寒を感受しているときよりは低い。

　臓腑の失調もまた，適正を欠く自然界の影響から逃れられない。ただし，特定の外的環境と親和性が高い。たとえば湿気と脾気虚，冷えと陽虚・気虚，乾燥と陰虚・血虚などである。

　外邪・内邪は「同類求引」（同じ属性が引き合う）であるのに対し，臓腑の失調は「類似求引」（似た属性が引き合う）である。さらに詳細にみ

てゆく。

　曇天時増悪，梅雨時増悪，好天時緩解なら外湿・内湿を考えてみる。この本質は高い湿度にある。類似求引の法則により，脾気虚に影響することもある。

　患者は曇天時をよく，ジメジメ・ジットリと表現する。逆に好天は，カラッとした・サッパリしたといった表現になる。増悪した症状そのものにも，この類の表現を用いることがある。今日は雨が降っているので体のなかがジメジメして気持ちが悪いと表現したりする。日本人のオノマトペの表現は，実に多彩で微妙なニュアンスを言い表す。体がジットリする・お肌がシットリするなど，濁音1つで正反対の感情すら表す。これが問診中では困惑を深める理由になる。

　話を戻そう。晴れていても雨の日の翌日などは，このサッパリ感は出にくい。逆に温かい空気が湿気を含みながら蒸発するので，ムッとした感じになる。このような日に悪化するなら，内外を問わず湿熱の邪を疑える。乾燥で好転する。

　日本の場合は，梅雨時期以外に秋の長雨もある。「梅雨時期に悪化しますか？」では舌足らずだろう。せめて「長雨で悪化しますか？」程度の配慮は必要と考える。両時期とも気温の急激な変化を伴うことが多く，湿熱・寒湿どちらの増悪もある。寒熱の見分けは症状のほか，緩解時が寒熱どちらの要素に左右されるかで推定する。

　ひと雨降りそうで降らない曇り空なども，曇天時増悪の変形と考える。ムチ打ち症に代表される体表面近くの瘀証は，このような天候で増悪する。このムチ打ち症は気滞湿阻である可能性が高い。気滞が一次病理なので乾燥・発汗でわずかに改善する程度にとどまる。むしろ適度な運動で緩解する。

　ここで学ぶべきポイントは，外界の天候・温度・気圧などは，より体表面近くにある病理から影響を及ぼすという点である。緩解因子もそれに

表3　自然界の影響の3大特徴

1	外邪と内邪は同類求引，外邪と臓腑は類似求引する
2	体表面近くにある病理から影響を及ぼす
3	病理が裏ならば，類似性の高い病理に影響を及ぼす

準ずるが，一次病理がほかに存在する場合，そちらを改善しない限り完治には至らない。

　寒冷時や急な温度低下で増悪するなら，風寒や寒邪の感受のほか，風寒犯肺・気虚・陽虚・血虚受寒・寒滞肝脈などが考えられる。晴天時や気温上昇で緩解するかを問う。血虚受寒なら晴天時や気温上昇が緩解因子にならないこともある。

　寒冷時増悪の本質は，寒冷現象とそれに伴う筋の収縮病理である。一般に強い痛みが表れるなら外寒・内寒の可能性が強い。寒凝気滞，寒凝血瘀など，寒邪を一次病理とするケースも同様の傾向が表れる。陽虚では寒冷時に頻尿・多尿などの症状を伴うことが多い。

　同様の現象は，気虚からくる内湿（水飲内停など）でも表れやすい。気虚の悪化により内湿が増大する。ここに連続病理の面白さがある。内邪（この場合は内湿）が存在するとはいえ，一次病理（この場合は気虚）の方に影響を及ぼすこともある。先の痺証のケースと正反対に聞こえるかもしれないが，そうではない。痺証のケースと違い，二次病理が体表面にないのである（**表3**を参照）。

　気虚内湿は，湿気の影響が大きければ頻尿で尿量は少なく，寒気の影響が強ければ陽虚と同様に頻尿で尿量が増える。

　冬の雨で増悪ならば湿邪も疑うが，雨により気温低下が著しい場合は，内寒・気虚・陽虚の可能性も考慮する。雨＝湿気という短絡的思考は慎むべきである。

内燥の場合などは湿気が緩解因子となることもある。アトピー性皮膚炎などでよくみられる。

　冷たい風に晒され症状が悪化するなら，まずは風寒の邪を考える。冷風の本質もまた，急な寒冷現象と筋の収縮病理である。そこで，もとより気滞があれば症状が増悪するか，気滞血瘀や気滞寒凝に発展する。

　勢いのある風は急激な乾燥も伴う。血虚・血燥が表面近くにあれば増悪することもある。皮膚病に多い。

　長期の乾燥で増悪するなら陰液の不足を疑う。津液不足・陰虚・血虚・血燥などを考えてみる。もとより陰液不足が筋肉に影響していれば，筋肉が伸びにくくなる。ちょっとした動作の変換で急性疼痛を起こす条件を作る。陰虚寒凝とでもいうべき状態である。

　暑い日に増悪し，冷やすと緩解するなら外熱・内熱である。臨床的には暑いとはいえ，日本の場合は湿気が絡んでいることも多いため，湿熱の可能性が高い。冷やすと緩解すると言いたいが，湿のみ残り，慢性化することもある。

　すべての病理にいえることだが，外界の影響を受けるか否かは，外的要因の趨勢のほか，個人の体質や生活のあり様との関わりが強い。本人の予防意識もある。冷たい風に当たらないようにしっかりと防御するなら，その影響はないに等しいくらいになるだろう。つまり，冷たい風に当たって増悪しないからといって，内寒や陽虚ではないとはいえないのである。この点も詳細にすべきポイントと心得てほしい。

コラム

陰虚～陰虚火旺における勝敗

　陰虚は，加齢による腎陰不足，精神的圧迫による傷陰，長期の睡眠不足からの陰血消耗などから起こる。外界の乾燥などを増悪因子とする。

　これが陰虚火旺になると様相が一変する。内熱（火旺状態）はその性質上外方へ・上部へと向かいやすい。つまり，より体表面に近い位置に居座ることになる。そこで陰虚火旺は陰虚よりはるかに外熱，いわば暑い日に増悪する傾向が表れる。

　夏の暑い日に満面の笑みならぬ満面の汗を光らせ来院なさる女性に，氷を一かけ差し出せば，非常に喜んでいただける。この時点ですでに臨床は始まっている。機転の利かせ方は臨床家に必要な素養と考えるが，いかがなものだろう。

2　居住環境

　現代の特徴の１つは，快適さの貪欲なまでの追及にある。快適さを求めるあまり，居住環境と自然環境とが大いに乖離するようになる。この差がさまざまな増悪因子を生む条件になる。ただ，あまりに日常的であるために無自覚なときもある。無自覚ゆえ問診上では答えられない。ここに問診最大の欠点が顔を覗かせる。把握していないことは言葉にできないのである。

　日常生活の様子を治療中の何気ない会話から抽出するよう心がける。基本的には自然環境と同じく，適正を欠く温度・湿度・乾燥などが増悪因子となる。加えて冒頭で示したように，自然とのあいだの過ぎた乖離が増悪因子となる。移動を軸に地域，人工という視点を提示する。

　現代は，短時間で異なる地域に移動できる。満員電車などでは，自分自身を安心させるテリトリーの確保がおぼつかない。無自覚ながら緊張を強いられる。増悪するなら気滞・肝気鬱・肝気虚[注2]などがある。

大きな移動なら室内外の差を超える。極端な例であるが，朝成田を発ち，ロンドンで乗り換え，北アイルランドに直行。翌日にロンドンに戻り，すぐさまニューヨークへ飛び，翌日に帰国。2日後にはマレーシアで仕事をし，翌日に帰宅した患者がいた。途中で過換気症候群を起こす。患者には，有史以来の移動距離と称賛したが，内心は人の耐えうる範囲を逸脱してはまずいだろう，という思いがもたげてくる。

　移動では，必ず室内外の出入りが伴う。ここで生じる温度および湿度の落差は，現代の特徴の1つといってよい。日に何度も暑い寒いを繰り返すなら，衛気に負担を強いる。

　冷房の効いた屋内に長時間いると，必要な発汗が遮られ内湿が生じやすい。もとより脾の運化が弱いなら容易に脾気虚が増悪し，湿困脾胃が発症する。この折，外の湿気に当たれば，さらにその傾向が顕著になる。

　日本の伝統的建築の基本は除湿にある。防寒より除湿を優先させることで脾胃を守ってきた。近年はこれが崩れる。コンクリートの建物，風通しの悪い建物は，湿気の影響を受けやすい。内湿・脾気虚が増悪する。

　人工的環境の変化および人工と自然との落差は，もっと意識されてもよいのではないだろうか。また現代は，外界と同様の環境を人工的に作り出すことが可能となった。効きすぎたエアコンは風寒の感受を招き，気虚・陽虚が増悪する。過ぎた暖房も津液不足・陰虚を増悪させる。必要以上の乾燥も陰虚を増悪させる。

（注2）肝気虚：肝気虚には統一した概念が未だ確立されていない。それゆえ，中医薬大学の統一教材では，正式には登場していない。本書では日中両国の大方の意見に従い，肝の二大作用である疏泄と蔵血の両作用の低下を主体とする症候群を肝気虚と定義する。

> **Point**
> 室内外の差が増悪因子になる

3　生活スタイル

　生活スタイルによる増悪・緩解は，臓腑・経絡失調に表れやすい。ただ，あまりに日常すぎて自覚がないこともある。複雑すぎて患者自身が把握できないケース，思い込みで語るケースもある。

　比較的自覚できるものは，日常中の非日常である。いわばイベントである。結婚式に出席した，プレゼンを任された，旅行に出かけたなどが好例である。

　大半の非日常のケースで増悪因子になるのは，疲労，緊張あるいは興奮である。

　疲労増悪，休息緩解なら虚証の重要所見である。気虚の可能性は高いが，血虚もある。たとえば，疲れると胃がシクシク痛み，休息で緩解すれば胃の虚証の確率がきわめて高い。

　問題があるとすれば，イベントはまだわかりやすいが，日常生活中の疲労の多種多様な表現であろう。夕方調子が悪い，寝不足が続いたので悪くなった，仕事中に悪くなるなどは，疲労増悪の言い換えである。いつもと同じことしかしていないのですが，という患者でも食事，睡眠，ちょっとしたお出かけなどの疲労要因があることも少なくない。「記憶にない」と「実際にない」とは違う。詳細に尋ねる場面である。

　休日は調子が良い，朝起きたら楽になった，横になると良さそうなどは，休息緩解のバリエーションである。

　とにかく表現が多彩であることは確かだ。疲労悪化だなぁ，と思うとき

は，現実の疲労感・倦怠感が伴うかを必ず確認する。

　朝から寝るまで疲労状態というケースもある。終日疲労とでも呼ぶべき状態である。疲労すると肉体回復のために質の高い睡眠が必要になる。睡眠不足や浅い睡眠が続くと，疲労は夕方にピークがあるものの，寝れば取れるという感じにはならない。それゆえ，寝れば疲労は取れるという一般的常識を捨てなければならない。捨てないまでも，その落差は小さいケースもあることを承知しておく。

　こちらもエスプリを効かせ，発症時から現在までの増悪・緩解の変化を尋ねるか，連続休暇のときの緩解度合いを尋ねてみる。疲労悪化から終日疲労に変化し，連続休暇で少し楽になるなら進行した疲労状態といえるだろう。気虚が必ず絡んでいる。

　イベント時の緊張は肝気鬱を増悪させる。軽度でも気滞を起こす。足の太陽膀胱経の気滞から始まる。長時間のパソコン使用，読書，編み物も同様である。同一姿勢の維持という括りである。

　度を超えた興奮は実熱（特に心火・肝火）を増悪させる。ハイテンションの状態から降りない感じである。頭痛・肩こり・微熱を伴いやすい。

　増悪因子ではないが，日常で腰の落ち着かない人，逆に腰の重い人もいる。前者は内熱・気鬱・陰虚の方に多い。後者は内寒・気虚・陽虚・痰湿の方に多い。

Point

日常中の非日常は記憶にとどまる

> ## コラム
>
> **日中入浴事情**
>
> 　中国での入浴はシャワーが主体である。わが国では，湯のなかにどっぷりと浸かることが習慣化する。この差は何だろう。清潔を保つという生物学上の理由では答えにならない。大きくは湿度，水の豊富さが関与すると思うが，それ以上のものを感じないでもない。
> 　日本人は入浴に遊び心をもたせた。筆者の持論では，経済力とお風呂の優雅さは比例する。ヒノキ風呂，月見風呂，何と優雅なひとときだろう。ローマ，トルコ以来の快挙かもしれない。しかもすべて湿度の高い地域というのが面白い。
> 　浴槽での入浴に関する湿度・温度・浮力・血流・リラックス，これらについての話は，中医書では絶対にお目にかかれない。増悪・緩解因子という視点からでもお風呂は侮れない。特に寒邪・湿邪・血瘀・気滞の4つは入浴が緩解因子となりやすい。

4　動作・行動

　動作・行動に関わる増悪・緩解は，臓腑・経絡失調に多い。いくつかの増悪・緩解因子を重ねると証が立てやすくなる。

　動き始めに増悪（動則悪化），つまりスターティングペインがあれば，実証の可能性が高い。動いているうちに痛みが緩解するなら気滞を疑う。少しだけ緩和，不変なら痰飲・血瘀の可能性が高い。痛みが増すようなら血瘀を疑う。これは体の動きに伴い巡り出した気が，患部の何を除去しやすいか，という問題に帰着する。気滞，痰飲，血瘀の順に除去しやすい。

　起床時の動き出し，長時間の座位からの動き出しでの増悪は，動則悪化のバリエーションである。すぐに立位が取れないなら，まずは血瘀を考える。動き始めは緩解，動いている途中から増悪するなら疲労増悪，休息緩解の

バリエーションである。気虚・気血両虚に多い。この2つの傾向は，痺証ではことのほか重要である。ただし，これが逆転することもある。

重度の正気不足では，一晩寝たくらいでは回復がおぼつかない。臥位から立位への変換がままならず，起床時は増悪する。起きたてでまだ動くために必要な気が用意できていない感じである。少しずつ気血が巡り出すと，少しだけ緩解するか，変わらない。

軽度の腰以下の血瘀・痰飲では，上からの圧迫で増悪することが多い。起きたては圧迫がそれほどでもなく，痛みはまだ軽いが，時間の経過とともに痛みが増悪する。ちょっとした動作変換で増悪することも少なくない。

腰痛の折，前屈で痛みが増すなら筋収縮病理である可能性が高い。寒凝気滞などである。陰虚・血虚による筋の営養不足でも起こる。筋の柔軟性を欠くため，筋収縮病理と同様の反応を示すからである。後屈で痛みが増す場合，過度の負荷で悪化する病理を考えてみる。血瘀，痰飲〜痰熱，腎虚などを挙げよう。車の運転中での増悪はこの変形である。脚と腰の角度が120°前後が負荷の強い角度である。深めのソファーもこれに準ずる。いずれも，疼痛表現や疼痛深度を重ねて判断する。

歩行増悪は虚証の確率が高い。特に腎虚に多い。休息緩解を常とする。

とにもかくにも早合点は禁物である。1つの事象で1つの証を断定することを早合点という。角度を変えた質問設定と増悪・緩解因子を検討し，考えることが鍵となる。

視点別チェックポイント

① 気血の総量：起きがけは充実する。動きに伴い徐々に減る。
　※気虚・気血両虚：起床時緩解，疲労・行動で増悪する。
② 気の疏通：停滞病理では気の流れが悪く，流れるまでに時間を要す。気が少なすぎると即座に流れる準備ができない。

※気滞・血瘀・痰飲：始動時，起床時増悪。気滞，痰飲，血瘀の順に気の疏通が増大する。疏通の増大に従い緩解する。痰飲・血瘀は不変，悪化もあり。

　※気虚・気血両虚：始動時・起床時に増悪。気の疏通に従い徐々に回復する。

③ 物理的圧迫：停滞病理では圧迫が増悪因子になる。血瘀では少しの圧迫でも増悪する。気虚では上から圧迫に耐えるだけの気が足りないことがある。

　※気滞・血瘀・痰飲：圧迫・圧力で増悪。血瘀，痰飲，気滞の順でこの傾向が強い。

　※気虚・気血両虚：上からの圧迫・圧力で漸次増悪する。

　※気の増大により回復する。

Point
> 量，疏，圧の視点を導入する

5 感情

　感情はさまざまな病理を引き起こす。特に不快感と不安感は日常的によくみられ，すべての臓腑失調の増悪因子になりうる。そのほかに，焦躁感・憂鬱・恐怖心・ショックなどがある。

精神的ストレス：ここでいう精神的ストレスは，怒り・不満・焦りなどの感情および緊張した状態を総括したものである。何かの事象（人間関係トラブルやイベントなど）をきっかけに，このような精神的ストレスが引き起こされる。また，誘発因子が生活習慣のなかに埋没していること

もある。

　有名な一句に「精神的ストレスは肝の疏泄を失調させる」がある。ストレス＝肝気鬱と憶える者も多数いる。間違いではないが，それだけでもない。ただ，精神的ストレスは，気の推動を停滞させやすいことは確かである。これら精神的ストレスによる増悪は，気の昇降出入のすべてに関わる可能性がある。そのなかでもこの気の昇降出入が，生理機能中できわめて重要な位置を占める臓腑がある。肝・脾・胃・心・肺・胞宮・経絡などである。そこに気滞が表れやすい。

　また，ストレスは鬱熱を引き起こす。我慢を強いる状態で起こりやすい。鬱熱が胃に影響すると，急な食欲増進を起こすなどが好例である。肝鬱化火・心熱・胃熱・陰虚火旺など裏熱の増悪因子になる。

不安：不安は血を消耗しやすい。特に長期にわたる不安にこの傾向が強い。不安の本質は，心(こころ)が固まって思考の柔軟性を失う点にある。論理的思考が消え，本題の周囲を堂々巡りする。これが血の無駄使いとなる。

　1つのことに執着し，恐怖心が生じてくる。車でいえばアイドリング状態といえばわかりやすい。心血虚・肝血虚・腎虚などを増悪させる。

　急激な不安は心の衝撃となり，気の停滞を導くこともある。肝気鬱・肝血虚・肝気虚・心気鬱結を増悪させる。

　不安が高ずれば呼吸が乱れる。もとより心肺に問題があれば増悪する。とにかく，不安＝血虚は成り立たないこともある。

悲しみ：死別に代表される深い悲哀を指す。一挙に気血を消耗させることがある。気力がなくなり，幻覚・幻聴が表れる。

持論：これは私見だが，病理を増悪させるようなマイナス的感情は，その感情で自分自身を否定しようとすると，大なり小なりの不快感が表れる。とはいえ，マイナス的感情に没してしまうようなら，最終形の不安に入り込む。心身ともに疲れ果て，体が動かない・思考ができない状態になる。

それを回避するため，半ば強引に合理化を図る人が多数いる。合理化の仕方しだいだが，概ね肝気鬱を呈するようになる。

質問の仕方：感情に関わる増悪・緩解は質問の出し方，出し所が難しい。「ストレスで××が悪化しますか？」はときに愚問となる。生活スタイルの項でも述べたが，イベント的出来事があり，それに強くストレスを感じたという自覚があるときのみ適する。

日常で些細なストレスを積み上げている人は，ストレスの意識すらない。「忙しいですか？」「頑張りすぎていませんか？」「ゆとりはありますか？」など，患者が自身の生活全般を顧みることができるような問い方が望ましい。その返答のなかで，不快・不安に繋がるような言葉を見つけるようにしたい。

緩解因子：感情を増悪因子とする病理は，楽しいことをしたときに緩解する。楽しいこととは，我を忘れるような状態をいう。行動に移さなくとも，楽しい思考だけで緩解するケースもある。

風変わりな増悪因子：比較的ストレスの少ないと思われる休日などに増悪することもある。家の方（ほうと読む，かたとは読まない）が不快だという人もいるかもしれないが，日常があまりに多忙で，休日くらいしか病理サインを認知できないようケースに多い。

また，嫌なことを思い出した途端，動悸・息切れ・呼吸急促などが表れることもある。神経症の類にきわめて多い。肝気鬱・肝血虚・心血虚に多い。筆者が回想悪化と呼ぶ現象である。若い頃，タイミングを計らず無作法な質問をして，よく患者に回想悪化を引き起こさせた。

6　増悪・緩解のまとめ

増悪因子・緩解因子の把握は重要である。「どうしたら悪くなりますか？」「季節性はありますか？」「悪くなったきっかけはありましたか？」などの問

いかけが適当だろう。増悪因子が判明したら，その正反対の状態で緩解するかも尋ねてみる。あるいは「どうしたら良くなりますか？」と尋ねてみる。

増悪・緩解がセットになれば，情報としての重要度は飛躍的に高まる。増悪因子がわからないときは，増悪したときの状況をできるだけ詳細に語ってもらい，推理するという手もある。

証に到達するまでの過程は，言葉を重ねながらの積み上げ作業。ときに難解で思考停止に陥ることもある。そのときは，いったん患者の状況を想像すると，急に展望が開けることも経験する。「文字でダメなら絵に変える」という口伝も頭の片隅に置いてほしい。

コラム

問診の戦略

この十数年は，問診十法に沿い，順を追って問診したことがない。この類の問診は体質判断に使えても，治療問診には使えないと考えていたからである。

最近はそうでもない。前述したように，日常生活や習慣に関わる増悪・緩解因子は，思いのほか患者自身がわからないことがある。

そこで，現在の主訴に関わるか否かに先行し，個々がもともともつ臓腑の特徴を割り出すために，問診十法を用いることもある。体質が発症条件に深く関わることもある。ただ，順を追って聞く必要はない。気になるところから押さえればよいように思う。

「逆引き」増悪・緩解因子

昔，師匠から，インプットとアウトプットの双方から考えなさいと教わった。

先ほどまでは，さまざまな現象・行動・感情から増悪しやすい病理を提示した。また，情報の質を高めるため緩解因子も挙げた。ここからは逆で，主要病理がどのような現象や行動で増悪・緩解するかを考える。また，その病理を患者はどのように表現するかを付記した。

1　気滞

　気滞は，運動不足・長時間の座位などの行動制限で増悪し，体操・運動[注3]など積極的行動で緩解しやすい。要は，気が十分に巡っているかどうかということである。特に経絡気滞にこの傾向が強い。長すぎる睡眠で気滞を起こすこともある。

　肝気鬱を始め，臓腑の気滞および経絡気滞は，情緒変動（特に我慢・緊張・焦り）が増悪因子となる。不快感（我慢・緊張・焦りなど）で増悪は肝気鬱特有であるが，気滞一般で起こりやすいともいえる。

　寒凝気滞は，一次病理である寒邪のほうに増悪・緩解が表れやすい。加冷増悪・加温緩解が揃えば疑える。入浴緩解・晴天時緩解は加温緩解の変形である。夜中増悪（室温の低下），エアコンの風もまた加冷増悪のバリエーションとみることもできる。角度を変えながら，この手の情報は積み上げたほうがよい。

　気滞湿阻は，気の停滞が体表面部の津液の停滞を引き起こす（津液停滞が気滞より表層部にある）のに対して，寒凝気滞は筋が収斂状態にあり，その原因が寒邪ということである。よって温度・湿度などがより表層部から影響を及ぼす，という理論が成り立たず，同類求引の理で動く（季節・天候・温度の項を参照）。

　気滞から熱化した鬱熱などは，発汗・排尿・排便・月経などで緩解しやすい。加冷でも緩解する。

(注3) 経絡気滞の体操・運動緩解は、あくまでもその経絡や経筋の体操・運動による気血の疏通改善によるものである。全身運動の結果、対象となる経絡の気血が疏通するケースもあるが、そうでないこともある。そこで運動の中身を詳細に聞き、対象経絡の疏通が改善されたか否かを検討する。特に手の経絡はそうしてほしい。

▶ **気滞の日常表現**

バリバリ・バンバン・パンパン・コリコリ・ゴリゴリ・カチカチ・ガチガチ・ガチンガチン・突っ張る・張る・いっぱい・詰まる・ふくらむ・筋肉痛など。

コラム

人間

人間。「にんげん」と読めば人を指す。「じんかん」と読めば世間を指す。

ストレスが溜まったという患者さんの大半は、人間関係の難しさを訴える。逆にいえば、ここにストレスを感じない人は、余程の鈍感か絶対的幸福感をもっている。しかし、その周囲の人は、本人の知らないところでストレスを感じている場合もある。

ここは、ストレスを感じていると思わないで、感情の機微を他者と合わせる学習をしていると考えてみてはどうだろうか。生涯学習センターに通わなくとも学習ができるといったら、ふざけるな、とお叱りを受けるだろうか？ 感情のフォーカス地点をずらすことは、殊の外、効果があるものである。

肝気鬱をもつ人の怒りは、ほどなく世間に向かう。返り血を浴びない人に向かいやすい。有名人のブログ炎上やワイドショーでの吊るし上げに、この匂いを嗅ぐ。

ストレスが溜まっていないのではない。溜まっていることに気づかない人が増えてきた。

2　気虚・陽虚

　気虚は，疲労増悪・休息緩解となる。もちろん気虚以外の正虚全般にも，この傾向はみられる。睡眠不足で増悪も疲労増悪の変形である。排便後・発汗過多・極度の集中のあと・長時間喋ったあとなども気の消耗が激しく増悪する。もちろん，過度の運動は言うに及ばず増悪因子になる。この応用は幅広く，旅行，お買い物，ときに映画鑑賞や宴会なども含まれ，それこそ枚挙にいとまがない。

　終日，疲労感を伴う気虚もある。終日型でも日中の数時間のみ緩和されることが多い。その曲線は太陽の昇り方に似ている。

　腎虚は歩行増悪・休息で緩解することが多い。足首を固定された履物（ヒール・ブーツなど）での歩行なら，さらに増悪傾向が顕著になる。長時間の座位でも増悪する。気虚のうちでも上からの圧に最も弱い。横になると緩解する。

　脾虚は，空腹で必要以上の疲労感を覚えることが多い。軽い食事で緩和する。満腹感以上に食べれば増悪し，嗜眠が顕著になる。食事の内容に踏み込めば，脂物・重い物・濃い物は増悪しやすい。甘い物は食べすぎなければ問題ない。あとは早喰いでも増悪する。排便後の増悪もある。

　肺気虚は，激しい運動のあとに増悪する。極端な温度差でも増悪する。湿度の高さでも増悪する。いずれも呼吸のしづらさを伴うことが多い。発汗過多でも増悪しやすい。軽度の寒気を伴えば，衛気虚の可能性もある。ただし発汗は脾気虚・腎虚を増悪させることもある。肺気虚はこの2証に比べ，少しだけ多い感じがする。

　肝気虚は，嫌いなことに遭うと増悪する。疲労でも増悪するが，不快な感情を伴わなければその限りではない。気持ち良い状況で緩和する。

　胞宮気虚は，妊娠初期に表れやすい。妊娠を維持できない・出血する・流産するなど固摂失調の形を取りやすい。増悪因子には過労・心労・睡眠

不足などもあるが，脾気虚・腎虚から二次的に展開するケースが多数を占める。

　経絡の気虚あるいは気血両虚では，疲労後に特定の経絡や経筋にだるさが表れる。気の不足は，いかなる増悪因子といえども疲労感を伴う。ただし軽度だと認識できないこともある。筆者は疲労感の変形症状として，動作の緩慢さを設定する。動きが緩慢になれば気虚を疑う。このような折，人に合わせるために俊敏な動きをすれば，たちまちに気虚を増悪させることがある。そのため団体行動のあとに増悪する。

　陽虚は気虚の枠内にありながら，温煦作用の低下したものである。加冷増悪・加温緩解の原則はあるが，証の確定には気虚を内在していることが条件となる。臓腑からみると，熱エネルギーの生産を主体とする臓腑に陽虚が表れやすい。脾・腎・胞宮などである。

　そこで陽虚もまた，疲労悪化，休息緩解する。疲労すると寒冷現象が表れる。脾陽虚は足の末端が冷えやすい，腎陽虚では下半身が冷えやすい。胞宮なら基礎体温が上がらない。

　少ないが，心陽虚では背中に大きな穴が空いたような冷感を覚えることもある。

　脾陽虚では，極度の疲労で手先が冷える。かなり自汗傾向を帯びる。

▶気虚の日常表現

気虚：だるい・重だるい・かったるい・ふらふらする・フワァーっとする・ぼーっとする・眠い・動きたくない・面倒くさい・横になりたい・足が進まない・しんどい・気合が入らない・テンションが上がらない・冴えないなど。

陽虚：シンシン・ジンジン・冷やっこい・ヒヤリ・氷のようだ・ゾクゾク・穴が開いた感じ・薄ら寒いなど。

> **コラム**
>
> **気を感じる**
> 「月を看るは生気を観るなり。円欠晴翳の間に在らず」(『言志四録』より抜粋)。「月はその生気を感じるもので，満ち欠けや晴れたり曇ったりを見るものではない」というくらいの意味だろう。味わいある言葉である。現象を見るも，その本質を観るという問診の心得にも通じる言葉である。
> 臨床を真摯に取り組めば，最後は何を感じるようになるのだろうか？　たぶん月を見る意識と同じく生気であり，その盛衰であるように思う。

3　血瘀

　血瘀は，現代風にいえば，血行障害・出血・梗塞・粘稠度の高い血液などを包括した概念である。

　陰の時間帯である日没から夜間にかけて増悪する。日中は変わらないか，やや緩和する。ただし，夕方以降は疲労の出やすい時間帯でもあり，聞き方，受け取り方によっては，こちらの意味（疲労悪化）で返答があるので注意が必要である。

　動くと増悪，静止で緩解あるいは不変なら，血瘀の可能性がある。特に経絡血瘀の可能性が高い。経絡血瘀のうち，深部の絡脈で血瘀が形成するものがある。入絡血瘀[注4] と呼ぶ。激痛よりむしろ深部の鈍痛が表れる。必ずといってよいほど変形・狭窄などの変性病理，あるいは癒着が出現する。

　胃の血瘀では，動則悪化の変形として，胃が動いているとき，つまり食中・食後に増悪する。同様の論理で排尿と膀胱・蠕動運動と大腸・排便と肛門・月経・排卵と胞宮などを考えてみると面白い。

　腰部血瘀は，後屈で増悪する。甚だしければ前・後屈ともに悪化する。な

らば腹部の血瘀は前屈増悪と考えたいところだが，そうでもない。腹部臓腑は腹部側にあるわけではない。むしろ中央と考えたほうがよい。したがって，顕著な体位変換による増悪は表れにくい。よく便秘などで増悪する。

　血瘀化熱は，静止状態で増悪することもある。動かないことで，さらに患部に熱邪が蓄積されるからである。睡眠中に拍動痛が増悪するなら血瘀化熱の可能性が高い。このバリエーションとして，便秘（腸が動かない）で増悪，排便後に緩解がある。腰部・胞宮の血瘀化熱などに多い。隣接する大腸に熱が伝播し，便秘を起こす。

　逆のケースもある。運動で陽気が巡ると，表層部に熱が集まってくる（これが発汗を促す力になる）。表層部に血瘀があれば容易に血瘀化熱に変化する。湿疹に多い。気温上昇でも同様の理由で増悪する。

　血瘀は拒按である。一般に拒按は，実証の判断指標といわれているが，実際はそうでもない。気滞は痛いが気持ち良く，痰飲は拒按・喜按どちらもある。つまり実証のうちでも気滞・痰飲は拒按にならないことも多い。臨床からみると熱邪と血瘀の2証がもっとも拒按を表す。

　血瘀は外傷を除くと二次病理である。気虚血瘀・気滞血瘀・寒凝血瘀・血熱血瘀などがある。寒熱による増悪・緩解は基本的には変わらないか増悪であるが，一次病理との兼ね合いで決まることも少なくない。

　増悪・緩解因子のほか，疼痛表現，体表面の変化および排泄物の色などが決め手となる。また血瘀は，それ自体が二次病理であっても，次の病理の原因となることもある。たとえば血瘀で血が巡らないゆえ，営養・滋潤の低下，神を養えないなどの病理に発展する。腫瘍による体重減少，一部の精神疾患などがこれに相当する。

(注4) 入絡血瘀：血瘀の進行した状態。血瘀が経脈から深部絡脈に流れ込みとどまるため，骨への気血の提供を阻み，骨の変性が表れる。ほぼ不可逆性の病理である。さらに進行すると痰瘀阻絡に発展する。入絡血瘀は中医書では病理説明のみに

出てくるが，筆者は1つの証として考え，痺証弁証では欠かせないものとしている。詳細は拙著『中医鍼灸，そこが知りたい』（東洋学術出版社）を参照していただきたい。

▶血瘀の日常表現

ズキッ・ズキズキ・ズキンズキン・チクチク・割れるような・裂かれるような・えぐられるような・絞られるような・息が止まるような・差し込むような・冷や汗が出るような・何をしても痛い・胸苦しい・ズーンと重いなど（血瘀は気滞に比べると，疼痛を訴える比率が格段に高い）。

※急な激痛に襲われることも多く，不安・恐怖・びっくりなどの感情表現を取ることも多い。ぎっくり腰をびっくり腰と言った患者がいた。名言（迷言）である。

4 血虚・陰虚

　血虚では，不安感が表れやすい。冷静にみえても，内心さまざまな思い・感情が堂々巡りする印象を受ける。神を養う力が低下するからであろう。それゆえ，不安感の程度がそのまま増悪・緩解因子になる。

　不安は他者に対するもの，自己に対するものがある。どちらも自己の存在を脅かすまでに発展すると，血虚はますます悪化する。特に心血虚にこの傾向が強い。強い恐怖心も血虚・陰虚を増悪させる。

　軽度の血虚では，音・接触に敏感になる感じがある。電話の音・人の気配・軽い接触などで急に悪化することもある。腕の悪い鍼灸師を自認する（筆者）なら，血虚の患者に刺鍼する際は，患者の意識を少しだけ分散させるようにする。痛がられないコツである。重度なら知覚麻痺も表れる。

　出血過多は，血虚・気血両虚を増悪させる。月経過多も同様である。たとえば血虚は，一般に経血量は少ないが，子宮腺筋症，子宮筋層・内膜下の筋腫などに代表される疾患で，瘀血症状を兼ねるなら経血量が増大する。それゆえ体内の血は減り，血虚を増悪させるわけである。発汗にも転用で

きる考えである。

　睡眠不足で増悪，熟睡で緩解傾向なら血虚（特に心血虚・肝血虚）に多い。寝起きの爽快感を指標に熟睡度を測る。

　多夢も睡眠の浅さを表す。熟睡感の乏しい睡眠では，十分な睡眠時間があってもこの限りではない。一過性の睡眠不足なら，むしろ気虚に傾くことも多い。怖い夢は不安感の象徴，焦りを表現する夢なら強いストレスの象徴として考えることができる。前者を心病理，後者を肝病理ととらえると弁証の助けとなる。

　肝血虚は心労・過労ともに増悪し，休息で緩解する。過労には2系統ある。全身の使いすぎによる過労と，一定部位の連続使用による過労である。前者は水泳・引っ越しなどに代表され，気虚に傾きやすい。後者はOA作業などが代表的で，血虚（特に肝血虚）に傾きやすい。眼の使用過多も肝血虚を起こす。ただし連続使用という条件が付く。

　少々細かい話になるが，眼の使用過多で増悪，眼の休息で緩解なら，単に眼の周囲の血不足である。眼の使用頻度に連動し，頸あたりの経絡に凝りが表れれば，経絡の血不足が加わる。さらに睡眠障害や経血量の減少などがあれば，肝血虚を想定する。ドライアイ・眼の奥の痛み＝肝血虚という短絡的弁証には疑問を抱く。

　食事の量が減少で増悪なら，短期では気虚，長期では気血両虚を考える。体重減少や筋肉の羸痩が加われば，気血両虚でも血虚の比率が高くなる。

　経絡の血虚・気血両虚は，支配下の経筋の営養不良を起こす。患者は強い凝りを自覚する。

　皮膚上の血虚では，風に当たる・乾燥の時期・睡眠不足・心労などで増悪することもある。特に美意識の強い女性なら，小ジワが増えた，化粧のノリが悪いなど，さまざまなサインを送ってくれる。皮膚の痒みを消すため掻きむしることが，ますますの皮膚のバリア機能の低下を引き起こし，

さらに血虚を悪化させる。

陰虚は，血虚・津液不足から，見かけ上に陽気が亢進した状態である。血虚の発展形という側面もあり，血虚同様の増悪・緩解が表れる。

陰虚は，加温増悪・加冷緩解の傾向をもつ。高い温度が虚熱を亢進させたり，発汗過多で傷陰が進んだりする。2013年の猛暑はまさにこのような感じであった。

腎陰虚は，腎精不足から発展することもある。そこで腎精の消耗の激しい現象・行為では，腎陰虚が進みやすくなる。老化・手術・大量出血・出産過多・性行為過多などで増悪する。しかし，現在のわが国の状況では，出産・性行為過多はまれである。

一部の排卵誘発剤などは腎精を消耗させ，腎陰虚を導くこともある。また，人為的に月経を止めるホルモン療法(注5)により腎陰虚・肝腎陰虚が形成されることもある。

(注5) 疑似閉経を形成するホルモン療法：人為的に排卵を止める，あるいは女性ホルモンを排除するための治療方法。乳がん，子宮体がん（内膜がん），子宮内膜症などで用いる。

▶血虚・陰虚の日常表現

血虚：ドキドキ・ビクッ・チカチカ・カサカサ・サワサワ・ムズムズ・うす皮がある感じなど。

陰虚：ジリジリ・カッカ・チリチリ・カラカラ・火が出るようだなど。

コラム

血虚の2系統

　血虚の人を観察すると，大きく2系統に大別できる。からだ血虚とこころ血虚である。前者は血虚が滋潤低下に傾いたケース，後者は養神ができないことで表れる。もちろん同時に表れることが多く，肝血虚はからだ血虚の比率が高く，心血虚はこころ血虚の比率が高い。

　こころ血虚は，一時的な精神不調で起こる場合は回復するが，生来のこころ血虚はかなり難しい。

　持論であるが，比較の心理は血虚を増悪させる。比較には2つある。自分自身の過去との比較，現在進行形での他人との比較である。自分自身の今まさにこの瞬間を見ないと，こころ血虚は永遠に治らないように思う。

5　津液停滞

　津液が停滞し凝縮した病理を痰・飲（以後，痰飲），もしくは痰湿という。津液の停滞のみなら内湿である。痰飲・内湿は静止で増悪し，動けばやや緩解する。睡眠中から起床直後まで増悪，起床後から徐々に緩解，長時間の座位で増悪などはこの変形である。

　津液は，気の推動力で適所に運搬される。そこで増悪・緩解は常に気の推動に左右される。

　清濁の視点からみると，濁性を帯びる痰飲・内湿は粘度が高く，通常の推動程度でわずかに改善する程度にとどまる。強力な推動力に比例し緩和する。熱を帯びるくらいの推動力（運動など）なら，緩和の期待値が高まる。入浴・ランニングなどが代表的である。

　現代の日本人に内湿が多い理由は，食事・居住環境と並び，この「熱を帯びるくらいの運動」の不足を挙げておきたい。

内湿は，曇天時増悪・好天時緩解の傾向がある。津液の停滞病理であるため，湿気との親和性が高い。炊事場での作業，湿地帯での居住などはそのバリエーションである。
　内湿は，排尿・発汗でやや緩解する。嘔吐で緩解するなら脾胃の痰飲か食滞に多い。水分の多い便が大量に出れば，嘔吐同様に緩解する。
　痰飲にもこの傾向はあるが，内湿ほどには曇天時に影響を受けない。痰飲は内湿と比して固着性が強く，病理的静止状態とでも呼ぶべき質が備わる。気滞の影響を受ける。気滞と痰湿は思いのほか結合する。互いの増悪因子となりうる。突発性難聴・メニエール症候群の急性期などにこのケースが多い。
　食後増悪なら脾胃の痰飲が多い。濃厚な物・脂物・酒類でさらに増悪する。日本の妊婦は他国と比べても食べづわりが多いという。臨床的にもうなずける。気虚の方が多いゆえ，気虚生痰・気虚痰湿に傾くと考えられる。
　痰飲・痰湿は，連続的な揺れで増悪する。乗り物酔いが代表的な例だろう。

▶痰飲・内湿の日常表現
　痰飲：むかつく・ふらつく・グルグル・痞える・詰まる・吐き気・気持ちが悪いなど。
　内湿：重だるい・起きたくない・粘る・どんより・べったり・ジットリ・ジメッとなど。

> **コラム**
>
> **人より自分だろう**
>
> 　個人的な話で恐縮するが，入浴中にヌルッとした痰が出ることがある。入浴行気法と呼んで，本人は面白がっている。肺か脾胃の痰飲だろう。それこそ吐法でもやればと思うのだが，上手くいったためしがない。
>
> 　途方にくれているあいだに腎虚が表れる。根気が続かない。同じ姿勢が続かない。駅ではエスカレーターに眼を奪われる。
>
> ・腎虚ではとかくやる気が続かない。
> ・脾気虚はやる気力が湧かない。
> ・肝気鬱はやる気がないが，やり出したら（乗り出したら）やる。
> ・心血虚はやるかどうかを決められない。
> ・肺気虚はやるにはやるが，すぐに疲れる。
>
> このあたりの微妙な違いがわかってくると，臨床は面白い。

6　津液不足

　津液の役割は，大きく滋潤にある。したがって，乾燥の軽重が増悪・緩解因子に繋がることになる。冬場の乾燥期などが好例だが，暖房・喫煙過多などによる増悪もある。適度の湿度で緩解する。肺や皮膚の津液不足に多い。

　長期の睡眠不足は，血虚と同様に津液不足も起こしやすい。夜中は陰液を補う時間帯であることが理由である。

　発汗過多，水分を大量に含んだ排便も増悪因子となる。過度の運動，長時間の入浴は，発汗過多に繋がることもあるので増悪因子になりやすい。水分補給で緩解する。

　水分補給で緩和しないときは，臓腑失調を疑う。気虚・陰虚などで，津液の生産過程に問題があるケースを想定する。老化にも同様の傾向がみら

れることがある。
　発熱も，発汗・傷陰から津液不足を増悪させる。
　要約すると，津液不足の増悪は，おもに乾燥と水分の過度の排出にある。ただし，二次病理の側面もある。津液の生産過程に関わる臓腑の失調や，もとより陰虚傾向があるなどが，津液不足の長期化の主体的病理になる。

▶津液不足の日常表現
　カラカラ・カサカサ・ガサガサ・イガイガ・痒い・チクチク・ヒリヒリなど。

コラム

予備問診

予備問診とは，通常の問診前に行うもので，こちらが必要とする情報を予め記入してもらうものである。何事も功罪両面を有するのが常である。

功としては，まず問診時点で相当の情報が集まっているので，時間の短縮，焦点の絞り込みなどに強みを発揮する。いわば効率化に長ける。また，緊張が強く対面式ではうまく話せないとき，表現が難しいとき，羞恥を伴う内容のときなどには，熟慮して文章にできれば，患者の溜飲を下げることができるだろう。こちらとしても，主訴がかなり絞られているので心構えができ，予備知識も用意できるという利点もある。

問題は，われわれがどこまでこの事前の情報を活かせるかに尽きるのではないだろうか。ならば質問設定の作り方が大きなポイントになるだろう。

個人的には，一度も予備問診表を患者に渡したことがないので，声高に意見を言う立場にないが，知人達のそれを見ると，活かせないケースも少なからずある。

まず，あまりに画一化された質問，はい・いいえ式の答えしか書けない形式などでは活かしにくいように思う。逆に，患者が裏面まで使い，詳細すぎるほど書き込まれるケースでは，情報の取捨選択に戸惑うこともあるだろう（書き込みの過多自体が弁証の一助となることもある）。

解決策の一案として，疾患別に予備問診を揃えておくという手もある。作り方しだいで，欲しい情報の入手が容易になる。あるいは主訴，発症時期と状況，増悪・緩解因子，随伴症状のみに限定して尋ねるという手もある。要は選択と集中ではないだろうか。この論点は患者にはなく，作り手の問題意識と力量にかかるといえるだろう。

第2章

症状―症候―証

> この章では,「症状―症候―証」の関わりについて考える。結論から述べると,証とは主訴からみた主因病理を指す。その病理は症候群から推理する。その症候群は重要症状とほぼ同義である。やや回りくどい説明になるが,ご勘弁願いたい。

証の定義

　証とは何か？　意外に初学者が答えに窮する質問である。病因？　症候群？　臓腑経絡の失調？　人によっては症状をいくつか挙げ,それを以って××証であると答える。わかったようで,よくわからないのが本音のところだろう。

1）症状
　まずはじめに,証を考える前提として症状から考えてみる。
　症状とは,体に表れた苦痛や違和感のことである。これに異論はないだろう。基本的には本人の自覚するものである。筆者なら,言語化できる苦痛・違和感と答えたい。

- 症状＝患者が自覚する苦痛や違和感。

2）主訴
　このうち患者が最も苦痛・違和を感じるもの,あるいはずば抜けて突出

した症状が主訴になる。そしてわれわれは，この主訴から弁証論治する。

● 主訴＝患者にとって最も大きな苦痛や違和感。治療する対象。

3）症候

では次に，症候とは何か？　いくつかの解はあろうが，筆者は症状の特定の原因を意識した際に使う言葉と考えている。つまり原因を意識したら症候，しなければ症状となる。

ただし，症状は自覚を前提とするが，症候は必ずしもそうではない。脈舌の状態，体表面の浮絡や色素沈着など，本人に自覚のないものも，特定の原因からみれば症候といえる。

● 症候＝特定の原因からみた症状。自覚の有無は問わない。

さらに，症状と症候には大きな違いがある。症状は1つ1つ単独であるのに対し，症候は1つのグループを形成する。原因からみたとき，単独で存在する症状が，発症原因の同一性からグループに分けられるのである。一種の連帯性を帯びるようになる。

● 症候は原因からみたときグループ化できる。

ここまでを要約すると，症状と症候の違いは以下の3点に集約する。

①自覚の有無：症状は自覚する。症候は自覚の枠外。
②原因の有無：原因を考えなければ症状，原因を考えれば症候。
③グループ化の有無：同一の原因から出る症候はグループ化できる。

4）症候群

　原因からグループ化した症候は，通常，症候群と呼ばれることになる。

　たとえば，中医書では証の定義をよく「主要な病理から発する一連の症候群」と記載している。そうは丁寧には書いてはいないが，そう読める。

　肝気鬱結証なら，肝の疏泄失調による一連の症候群と定義する。そのあとに具体的な症候として，肝胆および肝胆経に関わる気滞症状や抑鬱易怒を列記する。

　心気虚なら，心気が不足したことで表れる一連の症候群とあり，症候を眺めると，気虚のうち推動作用・固摂作用の低下を特徴とするものを列記する。

5）主要病理

　先ほどから原因という言葉を用いている。この原因について考えてみたい。

　風寒の邪が客したから悪寒・発熱・頭痛が表れる。脾の運化が失調したから食欲不振・軟便・倦怠感が表れる。それぞれ原因は風寒の邪であり，脾の運化失調である。そこで外感病であれ，内傷病であれ，症候群を起こす原因は，体内病理と概ね言い換えることができる。概ねといったのは，三因論を考えればわかる。内因・外因は原因＝体内に関わる病理で間違いないが，不内外因では少しズレが生じることがある。

　たとえば，蛇に嚙まれ血毒になり，発熱・痙攣が起こった場合を考える。一次的原因が蛇に嚙まれたことで，そこから波及する二次的原因が血毒となる。この二次的原因が体内に関わる病理に相当する。つまり，蛇に嚙まれたことは直接の原因ではあるが，治療の対象とするところではない。むしろ社会事業の役割であり，行政機関にお出ましいただき駆除すべきところであろう。

　原因論には必ず連続性がある。蛇に嚙まれることになってしまった原因

もあるだろう。本人の注意力散漫などがあったかもしれない。さらにその原因となると，その直前の夫婦喧嘩でイライラが募っていたなどとなり，永遠に続き，それこそ地球創生までたどり着くことになる。

そこで治療者側が，原因とするところは手に届く範囲，つまり体内に関わる病理までとする。それより先は治療の及ぶところではない。

この点をはっきりさせておかないと，三因論で思考が詰まってしまうことになる。

- 原因＝体内に関わる病理。

6）証

最初の設問である「証とは何か？」に話を戻すが，今までの考察から解はすでに出ている。

- 証＝主訴を起こす主因病理。
- 主因病理＝一連の症候群。

つまり証とは，主訴からみた主因病理を的確に表現した言葉なのである。ならばわれわれの作業で最も重要な点は，主因病理を特定することになる。これが問診の要になる。要となる主因病理の特定には，数ある症状のうち症候群となりうるものを割り出さなければならない。病理と症候の関係を詳細に見てゆく。

可視から不可視への転換

　病理と症候の関係は，本質と現象の関係である。肝の疏泄失調という病理は，あたりまえのことだが不可視である。見えるものは現象として表れる症候のみである。

　通常，無数の症状のなかから重要な症状を拾い上げるわけだが，これが主因病理から発する症候群かどうかは，この時点ではわからない。

　ここで初学者は間違いを犯す。無数の症状から，各証の代表的症候に近いものを拾い上げようとする。これが根本的な間違いなのである。代表的症候を拾い上げているうちは，初学者の域から出ることはないだろう。せいぜい出現頻度が高いから代表だ，くらいにとどめておくべきだ。

　私的な話で恐縮であるが，筆者は子供のときから，肝気鬱が高ずると，歯で爪を切る（爪を嚙むよりかなり高度な作業）癖がある。その折，肝胆経に沿った気滞はなく，自覚するほどの急躁易怒も表れない。もしこれを主訴として来院したら，読者諸氏はどうするのだろうか。

> **コラム**
>
> **ゆるやかな気**
> 　臨床中，そよ風のようなユラユラした暖気が流れることがある。問診はその序曲。アイコンタクトから始まり，言葉に乗る感情に一定の距離を保ちながら，冷静に分析を進める。最後は腑に落ちたところで一鍼を下す。
> 　身を預けてもらったことへ感謝，最善を尽くそうとする心，そんなものはあえて強調するものではないが，ときにこぼれてしまうもののようだ。

代表的な症候群は使えるか

　初学者のときを思い出す。必死に証別の症候群を憶えたものだ。読者の方も記憶にあるだろう。鍼灸学校では正規の授業として習い，薬剤師・医師なら講習会，研究会あるいは独学で憶えたのではないだろうか。

　たとえば臓腑弁証なら，はじめは心気虚から教わることが多い。鍼灸学校指定教科書『東洋医学概論』（教科書執筆小委員会著）には，「心悸を主とする。また胸悶，息切れ，倦怠，自汗などの症状を伴う」とある。

　診断の標準化を目的に作られた中医書，『中医症候弁治規範』（人民衛生出版社）では，主要症状（代表的な症候）に「心悸，息切れ，これらは動くと増悪。疲労，気力がない，悪風，自汗」を列記し，随伴症状として「胸悶，胸部隠痛，顔色につやがない，声に力が出ない，喋るのが億劫，声が低く小さい」（筆者訳）を挙げ，舌質淡，脈細弱あるいは結代と続く。

　さすがに中医書は詳しい。これくらい憶えておくと，心気虚の具体的なイメージ化は進むだろう。電車に乗り遅れまいと走ったあとの姿から，ポータブル式の呼吸器を引く猫背の高齢者までを想起する。しかし，この中医書ですら，丸暗記したら臨床に使えるかというとそうでもない。はっきりいえば使えない。

　主要症状，つまり代表的症候だけ眺めても，現実の臨床でこの症状のすべてが揃う患者は希有である。現場に出てその事実を承知するのに，そう多くの時間を費やすことはない。

　仕方なく「3つくらい揃えば心気虚とするか」「2つしかないから判断に迷うな」という感じで曖昧な弁証をするようになる。当然治ることもあるし，的外れなこともある。その結果が湯液，鍼灸を問わず，不必要な治療を継続し，患者の益に反することになる。

　代表的な症候群は，証のイメージ化に大いに役立つ。しかし，臨床でそ

のまま使える代物ではないのである。

Point
代表症候がすべて揃うことはない

症候群は主訴により変化する

　先にも記したが，初学者はよく暗記した代表的症候をいくつ見つけ出すかに精を出す。なかには，主訴から外れ，ひたすら体質的傾向性を探る者もいる。

　弁証が曖昧なため，見当違いな治療をして治らないことと，的確な弁証でありながら，その病態が重く，治療が及ばないこととは天と地ほどの違いがある。小人と大人をも通り越し，筆者と老師様ほど違うのである。

　結論から述べるが，この代表的症候群は，一般論あるいは総論としての位置付けなのである。憶えることに意味はあるが，こだわることに意味はない。臨床は「一期一会の各論」である。

　各論としての症候群など，それこそ無数に存在する。眼科からみた肝の疏泄失調と，婦人科からみた肝の疏泄失調とでは，病理は同じでも，表れる症候群が同じであろうはずがない。それゆえ，常に主訴からみた視点が必要になるのである。これを意識するかしないかに関わらず，数年も勉強すると，皆一様に弁病（疾患別弁証）マニュアルを作り出すのは，これを物語る何よりの証拠ではないだろうか。

　有機体としての人は複雑極まりない存在である。血瘀が神経痛を招くこともあれば，悪性腫瘍を起こすこともある。同一の病理でも，その病態に応じて異なる症候が表れるのは自明の理である。

　これは，問診を考えるうえでもきわめて重要な視点である。主訴からみ

た重要症状を拾い上げる作業は，主訴からみた各論的症候群を探し出す作業と同じであり，自身の作る弁病マニュアルを豊かにすることにも繋がる。

この視点をもった3年は，もたざる20年を軽く凌駕する。

- 同一の病理でも，主訴に応じて症候群は変化する。
- 各証には，一般論としての代表的症候群と主訴からみた各論的症候群がある。

そこで極端なケースとしては，ある各論では一般論としての代表的症候群が1つも見つからないという場面も起こりうるのである。この極端なケースに出くわし狼狽するのであれば，問診の稚拙さを除けば，代表的症候群のみで弁証するクセがある可能性を否定できないのではないだろうか。これを『紙上談兵』(注6)という。

その打開策として，証の定義をはっきりさせることを推奨する。

(注6) 紙の上で兵法を論ずること。実践的でないことの喩え。

心気虚の定義を例に

筆者は心気虚を「心気が不足し，おもに推動作用か固摂作用の低下により起こる一連の症候群」と定義する。臨床で得た教訓としては，推動作用が低下したら動悸・息切れに傾き，固摂の低下なら悪風・自汗に傾く。

自汗の変形で涙になることもある。まれに頻尿・涎という形も取る。主訴「涙眼」のケースで，疲労により涙の増加があれば，心気虚を疑うこともあるということである。つまり，推動低下より固摂低下に着目したことになる。

この際，推動低下の代表的症候の動悸は，あってもよいがなくてもよい。あるとしたら軽度な推動低下で表れやすい背中の張り・凝りあたりがある

かもしれないと考える。むしろ涙目と同時に出やすい汗に着目する。手掌の汗ばみは重要である。これは衛気虚単独ではあまり出ない症状なので，鑑別診断で大いに役立つことになる。

　固摂低下も進行すれば，汗・尿・涎など，見えるものだけにとどまらない。高揚感・やる気が衰え，口数が減り，落ち込む様子が表れる。ひと言でいうと，気が塞がりドーンと落ちた感じになる。

　ざっとこんな感じで考えている。心気の不足が推動低下に表れるか，固摂低下として表れるかは，筆者如きの腕ではわからない。体内の気の動きなど，人智の及ぶところではないと思っている。

コラム

中医書の作法

　一定の枠組みには，一定の作法が存在する。

　法律用語には，日常から離れた敷居の高い文体が存在する。『六法全書』を読んだことはないが，税務署から送られてくる資料ですら難儀する。

　国会答弁でも，閣僚や官僚が「××を善処します」と答えたなら，少なくとも今はやりませんよ，という意味だととらえている。

　中医書にも，それ相応の作法が存在する。まず古文調に似せる擬古文というスタイルを取る。各弁証の解説書なら，定義，主症，次症，解説，代表方剤（代表配穴），参考古典という流れが多い。できるだけ字面を読まず，構造や行間を読むようにする。

　ある鍼灸処方解説書では，心・胃・大腸などの疾患に，虚証とはいえども処方中（配穴中）に必ず行気穴を加味していることに気づく。心・胃・大腸は，出口と入り口をもつ臓腑である。以来，この配穴構造を拝借する。この出口・入り口を拡大すると循環論になり，経絡証への応用も見えてくる。

　出口と入り口をもつ臓腑ほど気滞を起こす。気が順調に流れていることを，機能維持の生命線としている臓腑なのであろう。

逸脱した症状，気になる症状

「逸脱した症状」とは，日常からよりかけ離れた症状を指す。突出した症状といってもよい。「気になる症状」とは，問診中に「あれっ？」という感じで引っかかる症状である。この2つは，重要な症状といえるかどうかに関わらず，一応は記憶にとどめておく。

たとえば，ごく日常的な疾病を主訴にしたとき，1つだけ突出した症状があるとする。特に初診時の問診では，主訴からみて，病体の読み込みが未だ浅く，重要な症状にみえないことがある。

数回の治療で予想したほどの効果が得られず，再びカルテを見直すと，この突出した症状が「そうか」という感じで生きてくることもある。

因果でいえば，主訴からみた主要病理の1つ前の病理と関わるものであることも少なくない。長年もつ体質に近い症状のときもある。もちろん，ほかの病理から出る症状のときもある。

過去の具体例を挙げると，上肢の拳上制限が突然発症した女性。疼痛表現や，加冷増悪，夜間増悪などから寒凝血瘀と弁証する。5,6回の治療で少しだけ緩解するが，予想を下回る結果となる。カルテをもう一度見ると乳がん歴があり，保存療法のオペ歴がある。放射線療法・抗がん剤投与を経て，5年以上経過した現在まで再発は認められないとある。

結果からいえば，がんの脊髄転移による上肢の運動制限であった。乳がんを血瘀の一種と判定はしていたものの，現主訴との因果を見落とすはめになる。気づいたときには脳転移もあり，力の及ぶ範囲を超えていた。意外に病歴は落としやすいという一例である。

頸椎症の男性。空を見上げる姿勢で手に痺れが走る。後ろを向く姿勢でも痺れがあり，睡眠が浅くなり，夜通し眠れない日も少なくない。頸椎症でこんなにも眠れなくなるのかと気にはしていたが，強い行気を促し，頸

椎症はほどなく緩解する。

　証は頸部（複数の経絡にまたがる）の血瘀と，血瘀で気血の疏通が阻まれたために起こった手の陽経の気血両虚であった。半年ほどして自殺を図り，お亡くなりになる。肝気鬱の存在か，心血虚を見逃していたのだと思う。頸椎症でこんなにも眠れないのかという思いのあった分，申し訳ないと思う。

　この2例は極端な例かもしれない。しかし，臨床家として悔いを残さないためにも，突出した症状と気になる症状は，心に留めおいたほうがよい。

　また，一見因果関係が薄いようにみえても，意外に主要病理に繋がるものもある。急性腰痛と排便困難は，血瘀で同時に起こることがある。時系列という視点に抜けがないかを確認する。極度の夜間尿は，一部の精神疾患と繋がることもある。熱証か血虚で繋がることも少なくない。精神疾患は意外なほど二陰と関わっているケースもある。

問診で得る重要症状は症候群に昇華する

　先ほどからの話をふまえ，臨床現場から証を考えてみる。証の確定までの問診手順は以下のようになる。

1. 主訴を確定する。
2. 症状を集める。
3. 重要だと思う症状をリストアップする。
4. 主要病理を考察する。
5. 証の目安を付ける。
6. 脈舌などを加味し，証を確定する。

第 2 章　症状―症候―証

【具体例】
[症例] 55 歳，女性。ショップ経営。
[主訴] 足底痛。
[経過] 3 カ月前から痛み出し，徐々に悪化する。特に起因はない。
[症状] 激しい圧痛（湧泉～裏内庭），自発痛あり，夜間痛なし，歩行痛，入浴不変～やや緩解，足底に熱感はない。疲労悪化，起床時緩解，夕方悪化。夜間尿 2 回。汗はかきにくい，手足がカサカサした感じ。閉経は 49 歳。
[舌脈] 舌質胖大で舌下怒脹，脈細数。
[考察] 結論から先に言えば，典型的な腎陰虚による血瘀である。

　徐々に悪化・特別な起因がない点では虚証の可能性が高い。少なくとも外傷や外邪によるものではない。激しい圧痛は拒按の変形とみる。拒按は実証の重要所見である。特に熱邪・血瘀に多い。自発痛も臨床的感覚から実証に多い。これも熱邪・血瘀に多い。歩行痛は，この患者の場合には立った瞬間から表れる。血瘀によるものが多い。ここまでの考察から，足底は血瘀か熱邪である可能性が高い。次に入浴不変～やや緩解とある。血瘀は入浴不変もしくは悪化が多い。ときに緩解傾向をもつものもある（気滞血瘀など）。つまり，入浴による症状の変化で血瘀を断定することはなかなか難しい。よって，入浴で不変～やや緩解するという事実は，血瘀の裏付けとしては不十分である。しかし，熱邪なら入浴で悪化するのが常である。不変～やや緩解なら熱邪を否定する十分な因子になりうる。そこで熱邪を否定し，血瘀による足底痛と推定した。ただし，外傷歴や夜間痛がないことから，一次病理としての血瘀は考えにくい。あくまで二次的に起こった血瘀と推定する。
　疲労悪化・起床時緩解・夕方悪化はいかにも虚証を思わせる。

気虚の確率が高いが，少なからず虚証一般にみられる傾向である。

　　夜間尿2回・汗はかきにくい・手足がカサカサした感じ・閉経は49歳とある。少汗・手足のカサカサはどちらも陰液が消耗している結果として起こりやすい。つまり，陰虚のときに起こる現象である。夜間尿2回は，年齢からするといかにも早すぎる。生理的腎虚ではなく，病的腎虚を思わせるに十分だ。そこで患者の全体像は，腎陰虚による血瘀と判断する。一次病理は腎陰虚で，二次的に血瘀を起こしたものとみる。

[**弁証**] 陰虚血瘀の足底痛。

　　一次病理と二次病理がある場合には，急性期では二次病理を，慢性期では一次病理を主体に治療するのが筆者の原則である。このケースは3カ月かけて徐々に悪化していることから，慢性化する傾向にある。したがって，陰虚血瘀とはいえ，治療のウェートは陰虚に置く。治療間隔は3日に一度，約週2回を目安とした。

　この工程での力点は，主要病理を導くために，雑多な症状から重要と思われる症状を抜き取る作業である。これが弁証の成否を決める核となる。注意深く慎重な態度で臨むべきところだ。この作業を円滑に行うには，木の理論，3W1H，増悪・緩解因子がポイントになると述べてきた。もちろん，随伴症状は言うに及ばず大事である。

　今一度，証を確定する論拠は，主たる病理から表れる一連の症候群だったことを思い出してほしい。ついでに，病理と症候群の違いは可視・不可視である。問診で重要な症状を抜き取る作業は，この一連の症候群を見つける作業にほかならない。

第2章 症状―症候―証

Point

証を確定する論拠は一連の症候群

コラム

私の死生観

　問診の最大の目的は，主訴を限定し，そこから主要病理を抽出することである。そのために重要症状を見つけ，それが主要病理から発する症候群か否かを検討するわけである。

　臨床に携わってから3年間は，この訓練を怠ってはならない。基礎訓練を怠ると，いつまでたっても初学者の域を出ない。

　五木寛之氏は，そのエッセイのなかで「人は生まれながらにして死のキャリアをもつ」と発語する。エントロピーの法則や『内経』にみられる道家の死生観を借りるまでもなく，納得する言葉であろう。臨床を通してこれを強く意識するようになる。

　強く生きるためには五臓が調和し，陰陽が偏らず，その根源の気が充満し，さらに循環していなければならない。

　筆者の言い方なら，生まれ出た人は，気の昇降出入の過程で，その5つの属性を遺憾なく発揮し，五臓を養い，結果として陰陽の平衡を保ちつつ，強く生きるのだと思う。

　その気も年齢により陽気・陰気の相対比があるように思う。この相対比を変えることは，人力の外にある。だから人は死ぬのである。

第3章

問診の作法

> 問診の作法とは，上手に問診を進めるための基本事項を指す。いわゆるお約束事である。これが患者と呼吸を合わせ，より質の高い情報（症状）を得るためのコツとなる。

2-8 の法則

　言葉の総量がこちらは2割，患者は8割くらいが程よい加減という意味である。

　問診上手な人を観察すると，一様にこの 2-8 の法則が当てはまる。こちらがひと言質問すると，患者がたくさん答えるというやり取りを繰り返す。この「間合い」がテンポ・緩急を圧倒的に良くする。

　最も気を付けることは，確定的な言葉を引き出したいあまりに決め付けた質問をすることである。2-8 の間合いが崩れ，空気の流れが悪くなる。これは野球でいえば，勝ち星を欲しがるあまりに投げ急ぐようなものだ。ひと言でいえば「焦り」である。

　対処として，大きく網をかける感じで聞く。「排便の感じはどうですか？」「お腹の具合はどうですか？」といった感じがよい。患者がより詳細に喋りやすくなり，情報そのものにリアリティーが生まれる。

　「便はすっきり出ます」「快便そのものです」と答えたなら，不快感はなく，まぁ問題はないものと考える。

　「1日1回はありますが，やっと出ます」という答えなら，もう少し具

体的に質問する。「やっと出るというのはどんな感じですか？」と続ける。

リピート的な会話でもよい。「出るまでに時間がかかるという意味ですね」などが妥当だろう。会話が弾み，患者がもっと喋りたいときのみ詳細に答えてくれる。

患者が答えに窮するようなら，質問の意味がわかっていないこともある。少しずつ質問の枠を狭くするか，角度を変えて質問する。

Point　断定的に聞かず，大枠から入る

二問を求めず

1つの質問のなかに，2つ以上の問いかけを入れてはいけないという意味である。

たとえば，陰虚を確認したいと思い，「午後からほてりますか？」と尋ねた場合を考える。午前中からほてる人はどう答えたらよいだろうか？ 日に数回，ランダムにほてる人はどう答えたらよいのだろうか？

この質問は，1問のなかに「ほてるかどうか？」 と「午後か否か？」の2つの問いかけがある。正確に意味を理解し，「はい，ほてります。でも午後というより1日中ほてる気がします」という答えをくれる方は少ないように思う。

伝言ゲームで明らかなように，人は意外なほどイメージで相手の言葉を理解する習性がある。

ほてりだけに気を取られたなら「はい，ほてります」と答える可能性は否定できない。あるいは，昨日はたまたまほてりが午後に集中したので

「はい，そうです」と答える可能性もある。

　よく「ほてりますか？」と聞き，続いて「1日のうちでよくほてるのはいつごろですか？」と聞くほうが患者は答えやすいと思うが，いかがだろう。

　このような原理原則は，余程の論拠がない限り守るべきと考える。上達への近道でもある。守るからこそ，ときに意識的に破ることが意味をもつ。

Point

同時に2つ以上の問いをしない

コラム

師匠の思い出

　師匠の私塾・雛林東医学院には15年通った。時折，生徒の誰かに不具合が生じ，薬を出してもらうことがある。筆者も例に漏れない。

　その日は朝から片目が開けられない。知人の眼科医に寄ったあと，学院に赴く。瞼内側の散粒腫という診断であった。完全に膿化していないので外科的処置は難しいということらしい。

　師匠に開口一番「何だ，その眼は」と叱られる。朝からの様子をグダグダと話した記憶がある。

　ずっと話を聞いていた師匠がひと言「朝から何回小便に行った？」と尋ねられた。最後の検証問診なのだろう。「確か5，6回だと思います」と返答する。証は風寒化熱である。

　本当にひと言だけの問診であったが，話の途中，時折鋭い眼光をなさる。今振り返ると，とりとめのない話から，重要な症状を拾われた瞬間のように思う。

　残念ながら処方名は記憶にない。30分後には綺麗に眼が開いている。驚いてポカーンと口を開ける同級の薬剤師の顔だけは鮮明に憶えている。鮮やかなひとコマであった。

はい・いいえは愚問

　患者が「はい」もしくは「いいえ」としか答えられない質問は，愚の骨頂と考える。

　ただし，検証的な問診あるいは答えが二者択一しかないケースは，この限りではない。たとえば感冒時の有汗・無汗は，虚実を確定する重要な指標になる。「汗はかきますか？」と尋ねれば，汗をかいているか，全く汗をかかないかのどちらかである。この質問には，汗の量の多寡を測る意図はない。

　しかし，全体像をいまだつかめていない段階や多様な回答が予想できる場面では，断固避けるべきである。

　「睡眠状態はどうですか？」と聞けば相応の答えが返ってくる場面で，「不眠症はありますか？」と聞かれたら，はい・いいえと答えるしかない。

　この「××はありますか？」式の質問は，二分類法の最たるものである。情報入手が容易なため，日常生活では誰もがよく用いている。それゆえ，よほど強く意識しないと，問診の場面で顔を覗かせてしまう。これでは患者の息づかいを感じることができず，いわば機械的な問診になるのは必定だと思う。やめましょう。

Point

「××はありますか？」は極力避ける

息づかいを感じよう

　言葉には情感が伴う。この情感を感じることが，臨床家としての成長を促してくれる。しつこいが，言葉に隠れた情感をとらえるからこそ，わず

かな筋肉の動きや顔の表情が眼に入ってくるのである。無意識にでも入ってくる。

問診は，論理的な解釈のもとに行う仕分け作業である。と同時に，患者との感情交流でもある。患者の息づかいに敏になりたいものだ。

伝統医学は，幸か不幸か検査数値の正常枠内を決め，そこからはみ出すものを病気と認識する構造をもち合わせてはいない。極力正確に患者さんの情感をも含めた言葉を把握し，そこから主要症状を抜き出し，主要症候に昇華させ，目に見えない証をとらえなければならない。

そのはじめの一歩が，患者の気持ちを感じることだと思う。機械的問診に陥らないよう強く意識してほしい。

次に，患者は何に詰まっているか，何におののいているかを考えてみる。もちろん，目下の最大の関心事は，今ある苦痛・違和感であろう。しかし，その背後にさまざまな問題を抱え苦しんでいることもある。その苦しみのこぼれ落ちた表現が，その苦痛ということもありうる。

最近の例だが，両足の甲がゾウのように腫れた（ゾウのようには本人の弁）患者が来た。まず痛風を疑い，病院の受診を勧める。本人もどうして腫れたかがわからず不安を感じている様子ではあるが，病院には行きたくないという。誤診で幼児を亡くしたため，金輪際病院に行かないと決めたらしい。行かなければ，でも行きたくない。ここに心の葛藤を垣間見た。

弁証は湿熱下注で，ほどなく腫れを引かせることはできたが，この治療の隠れ主訴は，会話のなかで疏肝を促し，壁を低くしつつ，病院に行かせることであった。

Point

患者の気持ちに思いを馳せる

慎み深い言葉・お陰様で

　患者とのあいだで，「お陰様で良くなりました。ただ少しだけ腰の痛みが残っています」という類の会話に出くわす。

　額面どおり受け取ってよいケースもあるが，そうでないケースも少なくない。日本のように感情の機微に敏感な社会では，まずお礼を述べ，そのあとに本音を婉曲的に伝える手法を多用する。お礼に有頂天になっては，道理のわからぬ人というレッテルを貼られかねない。

　とかく婉曲的表現が多用される。ストレートに言えば，きわめてお察し文化が強いのである。引っ越しの案内状に「近くにお寄りの際は，是非お立ち寄りください」と書くのと同じである。形式と事実の違いを，阿吽の呼吸でなきものにする凄い風習だと思っている。

　今でこそ少なくなったが，臨床に入りたての頃は，お陰様でという言葉が技の領域にまで達した方が多数おられた。「お陰様で雨が止んだので，今日は来ることができました，ありがとうございます」。もちろん雨が止んだのは筆者のお陰ではない。雨乞いをした記憶もない。お陰様の対象が，世間一般や自分を取り巻く環境すべてに向くのだから恐れ入る。

　「お陰様で良くなりました」に浮かれず，その次の言葉に注意を向ける。少し飛躍はあるが，患者の賛美に浮かれていては，臨床家など務まらないということである。

　礼には礼を以て対処しなければならないが，冷静さをもって現実の状態を把握しなければならない。

Point

お陰さまで……の二の句に注意する

普通です

　患者から「普通です」という言葉をよく耳にする。注意しないと素通りしてしまう。ときに間を置き，考えてみる場面も必要になる。

　一般に普通とはどんな状態を指すのか？　たぶんその人の考える常識の範疇，あるいは世間並みということであろう。問診中では「何の問題もありません」「その症状はありません」とほぼ同義である。

　しかし，互いの常識が同じかどうか，あるいはそれが世間と比べて同じかどうかなどは意外にわからない。だいたい世間の枠など，人，地域，世代などで違うだろう。

　たとえば，月経が普通ということなら，筆者は周期28日前後，日数5，6日，痛みはなく，頸管粘液は確認が取れる程度あり，血塊はないと考える。患者がこれと同じ定義をもつかどうかなど，わかるわけがない。現に，血塊があるのが普通と思う患者は相当数おり，100名は優に超えるだろう。月経痛は月経時の頭痛を指すと思っていた患者に出くわしたこともある。この方も，月経時には頭痛が皆あるものだと思っていた。

　また「普通です」には別の意味も隠されている。質問の意味がわからないときである。わからないとは言いにくいので，さしあたり「普通です」と答えることがある。

　特に中医系の治療家は，全体と部分・臓腑のバランスなどに関心をもつ。患者からすれば，それこそ普通の肩こりで来たのに，急に「食欲はどうか？」「睡眠はどうか？」など，予想外の質問に面食らうこともあるだろう。

　会話の流れを意識しながら質問設定と出し所を考えるか，良い治療をするために全体的な質問をします，という感じで間を置き，答える動機を与えるようにするとスムーズに会話が進んでゆく。

　また，答えたくないときも同様に「普通です」と答えることがある。特に，

人間関係のトラブルなどを初診時から声高に語る人は少ないだろう。慎ましやかな日本人は「答えたくありません」とは言わない。いや，言えない。「普通です」と答えることが，拒否権発動の代用になる。

怒りは言葉になりやすいが，憂い・恐れを言葉にする際には条件を整える必要がある。

いずれの場合にせよ「普通です」という言葉に細心の注意を払い，普通の意味を考えることである。

Point

普通＝常識，その常識は皆異なる

コラム

普通のサラリーマン

　意図して聞くことはないが，治療の流れのなかで「ご両親のご職業は？」と尋ねることがある。「普通のサラリーマンです」これが頭の悪い筆者にはわからない。

　70％がサラリーマンの時代に，サラリーマンではなく，あえて普通という接頭語を付けるのは謙遜なのか，並の家庭ですよとでも言いたいのか，この意識がよくわからないのだ。

　数十年前から日本は大衆社会を迎えている。戦後に階級社会が崩壊し，その後の経済成長を経て，大多数の国民が豊かになった。いわゆる中流社会の出現である。

　上位の者は反感を買わないようあえて中流を演出し，下位を自覚する人は，周囲に倣い，財布のひもを緩め出す。まるで理想的社会主義社会が到来したかのような空気が最近まで続いていた。この象徴が「普通のサラリーマンの家庭です」という言葉に凝縮されているのではないだろうか。

行間を読む

　「沈黙は金なり」。誰の言葉か知らないが，問診の作法として意味ある言葉ではないだろうか。

　初学者は，ときにその正反対に走ることもある。「沈黙は不安なり」といったところだろう。患者とのあいだのわずかな沈黙に堪え切れず，矢継ぎ早に質問を変えるか，「××ですか？　それとも△△ですか？」というふうな二者択一的な質問で，答えを用意したりする。愚策の極みである。

　沈黙のなかには，正確に答えようと時間をかける患者もいる。患者にとってはずいぶん失礼な話であり，有力な情報を得る機会を自ら放棄したに等しい。

　とにもかくにも，患者のリズムに合わせながら，ゆったり構えることが肝要だと心得てほしい。

　こちらは白衣をまとい，飛び道具（鍼と艾？）を持っている。患者はこれから裸になるかもしれない。どちらが不安かは一目瞭然である。不安の質が違うというご意見もあろうが無視する。

　まずは患者を安心させることが臨床の第一歩である。ゆとりが出てこそ，言葉の行間が読めるのである。たとえば，文末の曖昧さや声が小さくなってゆく様は，吐いた言葉の不確かさや心の不安感を如実に表す。適当に答えた後ろめたさを表すこともある。

　何度も言うが，言葉には感情（情感）が入るのである。言葉と表情・感情が一致しているかを常に観察するようにしたい。

　また，言葉が途切れても，頭のなかでの言葉は途切れていないこともある。思考の連続性を考えれば当然のことだろう。

　頭のなかの言葉は体に表れる。ある質問がトリガーになり，思考とそれに伴う感情から体に力が入ったり，顔が曇ったりすることもよくある。無

言のときの表情も観察する。

Point
言葉は途切れても思考は途切れない

コラム

表言葉・裏言葉
「つゆとをちつゆときへにしわがみかな，なにわの事も夢のまた夢」。天下人秀吉の辞世の句である。
　日本史上最大の出世頭にふさわしいスケールがあり，悟りの境地を踏んだかのような響きがある。しかし筆者には，世間を意識したもののようにも思える。それに比べて，五大老の前にして言ったという「かえすがえす秀頼の事，お頼み申し候」に惹かれる。そこに死期を悟った人間の最後の執念をみる。恥を捨て，わが子を守りたい一心から発した言葉の凄みである。
　患者との会話では，まれに公式文書に載せてはいけないと感じるような，情感が溢れた凄みのある言葉に出合う。

挙動を見る

　まれに口数の少ない方がいる。必要なこと以外は一切喋らない。表情も硬い。
　過度の緊張で口数が減った場合なら問題はない。緊張がほぐれると饒舌になる。しかし，自ら話ベタを自覚し，話すことに一種の恐怖を覚える人達は難儀する。会話の流れで柔らかな空気を作る筆者のスタイルと噛み合わないからである。このような方には，待ちの姿勢をとる。その間は患者の挙動に注意を払う。

仰向けの姿勢で，手先足先を忙しく動かす人がいる。肝気鬱か熱証を考えてみる。

　手を胸に添えている人がいる。不安感の表れであることが多い。血虚・気血両虚の方に多い。

　眼でこちらの表情を追うタイプの血虚の方もいる。受け入れられたかどうかが関心事のようだ。ニコッと微笑み返しをする。

　問診中に眼をパチパチさせる人もいる。これも不安の表れであることが多く，心・肝の病理を疑ってみる。

　患者の挙動は，言葉と並び立つほどに有力な情報となりうることを肝に銘じてほしい。また，会話や挙動が醸し出す雰囲気も見落としてはならない。

　私は苦労していますと強調する方，弱みは見せないと頑張る方，お祭り気分の方，得をしようとする方，必要以上に気を遣う方など，皆それぞれに個性的である。その個性を含めた者が患者である，という立場に立つなら，ほかの患者に迷惑がかからない限りは，すべて肯定しようと思う。

　患者を白衣の前にだけ，性善説に満ちた素直で明るい人にさせるのではなく，日常のままをもち込んでもらえるような院内作りを心がけたい。それには自分の構えが要になる。

Point

> 言葉の代わりに挙動を追う

コラム

バーゲンセール

　当院の患者のなかに，待合室からベッドまでの数メートルを，必ず小走りする女性がいる。バーゲンのつかみ取りセールのようだ。

　問診中もかなり早口であり，声も甲高い。質問の前に答えが返ってくることもある。最初は不安の表れかとも考えたが，どうも腑に落ちない。数回の治療で，極度の熱証（陰虚火旺）であることが判明する。子供のような体質と考えれば妙に合点がゆく。

　つい最近，強敵に出会い，小走りしたもののタッチの差で，その時間帯の一番乗りが果たせなかった。悔しがっている。失礼だが，とても可愛く見えた。

正短の書

　カルテを取るポイントを2つ挙げた言葉である。「正確に記述する」「すばやく記述する」の2つである。

　この2つをクリアにしないと，聞くという作業に没頭できない。聞くことの阻害条件にすらなる。

正確に書く：正確に記述することは意外に難しい。書く側の思い込み・勘違い，話す側の要領の悪さなどが顔を覗かせる。それらを除いても，手が口に追いつく人は稀有である。速記の訓練でも受ければ別だが，まずはいない。

　電子カルテはフォーマットの作り方しだいだが，PCの構造上，択一的記述になりやすい。また，ベッド上が治療現場の鍼灸院では，その主体たる作業である気の調整に，PCの磁気がマイナスに働かないかも気になる。

表4　患者さんに記入してもらう予備カルテの例

記入日	紹介者
氏名	生年月日
どうしましたか。	
発症時について，詳しく記入してください。	
今日までに変化があれば記入してください。	
発症と同時，あるいは発症前後に表れた症状があれば記入してください。	
どうすれば少し良くなりますか。	
どうすれば悪くなりますか。	
※裏面には人体図を入れる	

　最もストレートな解決策は，十分な時間を取ることである。正確な弁証を望むのなら，多少の時間効率は捨てなければならない。特に初診時は，最も多くの情報を入手する場面であり，ここだけでも時間が取れれば格段に情報量が増える。

　2診以後は，あらかじめ問題点を洗っておけば時間の短縮が可能になる。予備問診という手もある。患者が待合室にいるあいだに，主訴，随伴症状，発症状況，増悪・緩解因子などを記入してもらう（**表4**）。この作業をスタッフにやってもらうことも可能だ。問診の要点が絞れるというメリットがある。たくさん書く人，極端に少ない人もおり，その方の性格がにじみ出る。

ただ，あくまで予備であり，対面の問診には及ばない。紙面のみでは感情が伴わず，躍動感ある情報になりにくいからである。

すばやく書く：すばやく書くにはいくつかコツがある。まず文章を書かないことである。「てにをは」や述語は最小限に抑え，記号を多用し，人体図を使う。医学用語はアルファベットにする。時系列は一本線の上に書くなどがある（表5）。

創意工夫しだいでまだまだ改良の余地はあるが，筆者なら，現状では以下のような感じでカルテを記入する。

表5 「すばやく書く」の記入例

文章を書いた例	すばやく書いた例
2週間前にゴルフをしたあとぐらいから腰が痛くなった。その日はとても暑い日で，汗だくになり，途中からシャツを替えたほどです。スコアはまぁまぁ出したけど……。翌日起き上がろうとしたら痛くて起き上がれず，2日後に整形外科に行ったら骨には異常がないと言われた。痛みはあまり変わらず，長く座ったあとに立つのがしんどく，腰を支えないと立てない。お風呂で少し良い感じがします。	2W前ゴルフ後に腰痛。暑い日，汗だく，服替える，翌日朝↑，（＋）立位後，（−）入浴，X線 - N。 ＜記号の意味＞ 　2W：2週間，↑：悪化，＋：増悪， 　−：緩解因子，N：ノーマル
	※カルテ記入後，人体図を見ながら，痛みの場所と深さを患者と確認する。そして（普段と増悪時を分けながら）「どんな感じの痛みですか？」と尋ねる。

第4章
症状の変換

> 　時代の経過とともに，症状には多様な意味が盛り込まれることがある。また，医学上の文脈と日常の文脈とが常に同じとは限らない。
> 　さらに，それら症状の実際の表現となると，それこそ千差万別の言い回しが出てこよう。臨床家たる者は，この多様な表現に振り回されることなく，その本質的な意味に心を砕かなければならない。

▍症状の幅

　症状1つ1つは，常に幅と奥行きが存在し，非常に立体的なものである。
　中医書では典型的な症状を記載するが，臨床家の立場なら，それをどこまで読み込み，患者がどう表現するかは検討すべき課題と考える。
　たとえば，食欲不振1つ取っても，「食欲」つまり食べたいという気持ちの程度，実際の受納する力，消化能力など，それぞれの段階からさまざまな食欲不振が表れる。
　脾の運化失調と簡単に言うが，運と化とでは，それぞれの失調で異なる症状を呈す。気の推動と気化が同じ働きをするわけがない。実際は固摂失調も絡んでくる。
　そこで，食べるとすぐにもたれる，食べたくない，食べられないなど多様な症状が表れる。なかには嫌食を伴うことも，嘈雑感を伴うこともある。十分な量を食べることはできるが，気持ちは食べたくないことだってある。

まずは，その症状の根本原理を押えておくことが対策となる。

食欲不振なら，一定時間当たりの食事量の減少が，基本的に押えるべき原則である。ならば時間さえかければ，いつもどおりの量を食べることが可能となるケースが出てくる。そこで，比較的時間のない昼食で食後嗜眠や嘈雑感があるものの，時間制限の少ない夕食後に何の症状も出ないなどといった傾向が表れる。この程度の食欲不振なら，環境の違いなどから病気という認識すらないこともある。

十分な食事時間の取れる方に，「食欲はありますか？」という真っ当な質問が，ときに愚問になることもありうる。日頃からさまざまな状態を想定しておくべきである。

Point
症状には幅と奥行きがある

症状の軽重

症状の多様性は，おもに生理機能の問題と，その問題個所の趨勢で決まる。前者により症状の幅と奥行きが生まれ，後者により軽重が表れる。

煩躁を例に考える。煩躁は胸中に熱感があり，手足をバタバタさせる状態と訳される。ならば軽度の煩躁はどこで線引きするのか？　ちょっとだけ胸中に熱感があり，ちょっとだけ手足をバタバタさせるとでもいうのであろうか？

筆者の場合，たとえば睡眠中の煩躁は，軽度なら寝返りの多さとして表現されると考えている。虚熱で熱の浮揚があれば，静中の動として寝返りがやたらに多くなる。熱の軽度に浮揚したレベルの症状である。

正確には，これは煩躁の躁を指すものであるが，このあと，症状が進展すれば煩躁の煩も始まり，胸がはだける・胸を掻きむしる・肌に爪痕が残るなど，初期の煩症状が表れてくるように思う。

　陰中の虚熱が五心煩熱なら，その熱が動的傾向を帯びれば煩躁すると考えている。これは生理機能から症状の流れを解釈したものである。

　先項の話とだぶるが，折に触れて症状の1つ1つの根本になる原則を考え，それをもとに患者の表現方法を考えておく。

　この作業に通じると，さまざまな表現に対する病理解析が進み，患者の何気ないひと言すら有力な症状として引っかかってくることもある。

　中医書の症状は，市井の鍼灸臨床からみるといかにも重い。翻訳作業は必要だが，言語が一対一で対応するわけではないという当たり前の事実の上に立ち返ることも，重要ではないだろうか。

Point
症状の多彩な表現をあらかじめ予想する

痛みの表現

　問診中，最も頭を悩ます1つが痛みの表現である。

　ボキャブラリーの多彩な人は予想外の比喩を用いる。「お腹のなかでドラゴンが格闘している感じの痛み」と言われたことがある。絞痛のことだろうか？

　逆にボキャブラリーの少ない人に，「超痛くないけど痛い」と言われたこともある。鈍痛か隠痛だろう。

　そこまで極端ではなくとも，痛みの表現には多様なオノマトペ・比喩・感情表現が用いられる。

代表的な痛みを挙げ，よく聞く表現を提示する（**表6**）。重複する表現もある。また，そのほかによくみる表現を**表7**にまとめた。

表6　よく聞く痛みの表現

	代表的な痛み	よく聞く表現
冷痛	冷えを伴う痛み。寒邪・風寒の感受，寒湿・風寒犯肺・寒滞肝脈・気虚・気血両虚・陽虚に多い。 二次的に表れた冷痛なら，先に阻害病理がある。血瘀によって気血の末端へ流通が阻まれるなどが好例。 一次病理なら加冷増悪・加温緩解を伴う。二次病理でも表層部近くなら，同様の傾向をもつ。 寒邪の収斂性により，容易に激しい痛みに変化する。絞痛・激痛などに移行する。	ヒヤッとした・ジンジンする・ゾクゾクする・シンシンする・氷のなかにいるようななど。
灼痛	灼熱感を伴う痛み。風熱感受，実熱（特に肝火上炎・胃火旺盛・大腸熱結など）に多い。陰虚単独では表れにくい。 加温増悪・加冷緩解を伴う。熱邪により陰液を損なえば攣痛に移行する。 熱邪がきわめて盛んなら，拍動痛が表れることもある。	ジリジリする・チリチリする・ジンジンする・焼け火箸を当てたような・ズキンズキンする・ドクンドクンするなど。
脹痛	脹った感じや膨満感を伴う痛み。気滞に多い。 経絡気滞では支配領域の経筋に凝りを自覚する。 気滞は血瘀・津液の停滞を併発することもある。刺痛・重痛・激痛に移行する。 気を巡らせれば緩解する。揉む・摩る・運動する・入浴するなどである。	突っ張る・コリコリする・コチコチする・ゴリゴリする・バリバリする・パンパン・ズーンとする・通らない感じ・引っかかった感じ・痺えた感じなど。

	代表的な痛み	よく聞く表現
刺痛	針で刺されたような痛み。瘀血の代表的な痛み。腹痛・心痛・膝痛・頭痛などで起こりやすい。 固定痛である。ただし，私見として針で刺されたという言葉にこだわりすぎると，かなり限定された痛みとなる。 もう少し枠を広げ，切られた感覚・裂かれた感覚まで，その範疇と考えている。	チクチクする・ズキンとする・グリグリする・切られたような・裂かれたような・差し込むようななど。
竄痛	「ざんつう」と読む。走竄痛ともいう。遊走性疼痛のこと。 痛みが一定部位にとどまらないのが特徴。風邪感受・気滞に多い。痺証でよくみられる。治療後に患部の痛みは取れるが，別の個所に痛みが発症することも少なくない。	ピリピリする・ビリビリする・ジーンとする・チリチリする・あちこちなど。
絞痛	絞られるような痛み。広範囲な病理で起こる。外寒（特に風寒の邪）・実寒（寒凝血瘀・寒滞肝脈）や，これらおよび実熱（肝火上炎・心火亢盛など）を原因として瘀血が形成されたときに発症しやすいと感じている。 患部に筋肉の収縮病理がみられる。いつも拳をギュッと握りしめ，それを患者に見せ，こんな感じの痛みですか，と尋ねている。	キュッとする・ギュッとする・ちぎれるような・引きちぎられそうな・ねじられるような，鷲づかみされた感じ・えぐられたような・動けないほどの・七転八倒など。
攣痛	痙攣や痺れを伴う痛み。風邪感受・血虚・気血両虚に多い。瘀血や風寒の邪による気血の疏通障害でも起こる。	つれる・ピクピクする・ズーンとする・ジーンとする・虫が這うような・薄皮が1枚ある感じなど。
掣痛	引っぱられるような痛み。陰虚・血虚で筋を養えないことをおもな病理とする。肝血虚に多いが，脾気虚・腎虚からの気血両虚でもなる。腹部から脇に向えば肝の疏泄失調が絡むこともある。	突っ張るような・痛くて伸ばせない・伸ばすと痛い・つれた痛み・引きつれた・ピーンとした痛み・固まった感じなど。

	代表的な痛み	よく聞く表現
酸痛	だるさを伴う痛み。気血不足で筋を養えないことで起こる。 虚証の代表的な痛み。気虚・血虚・気血両虚はもちろん，脾虚・腎虚で多い。 基本的に，疲労増悪，休息緩解となる。	だるい・重だるい・ズーンとする・ドーンとする・ぼんやりとした・疲れた感じ・ジーンとする・どんよりとする・どこが痛いかはっきりしないけど・筋肉痛のようななど。
重痛	重さを伴う痛み。湿邪感受・寒湿・痰湿・気滞湿阻に多い。気虚でもみられる。	ズーンとする・ドーンとする・ドシンとする・重石が乗った感じ・下に引っぱられるような・上から押れるような・何かがへばりついたような・足をひきずるようななど。
悶痛	息苦しさ（もだえ感）を伴う痛み。心肺の痰飲や心血瘀阻によくみられる。肝気鬱でもある。	胸苦しい・胸が詰まる・背中が詰まる・息がしにくい・息が吸えない・胸が広がらない・締め付けられるようななど。
空痛	空虚感を伴う痛み。臓腑虚損に多い。頭部・腹部の疾患によくみられる。	頭が空っぽな感じ・穴が空いた感じ・背中とお腹がくっついた感じ・内臓がなくなった感じ・お腹がスウスウした感じなど。
隠痛	我慢できる程度の軽い痛み。基本的には持続痛であるが，ほかのことに気を取られると自覚できないこともある。臓腑失調，特に気血不足に多い。	鈍い・軽い・シクシクする・ボーッとする・ずっと気になる・ちょっとだけなど。

	代表的な痛み	よく聞く表現
激痛	文字どおり激しい痛み。実証すべてで起こる。急性病に多い。	死ぬほど・息が止まるほど・耐えきれないほど・立っていられないほど・動けないほど・声が出るほど・居ても立ってもいられない・七転八倒・うずくまるほど・力が抜けない感じなど。

コラム

偉大な企て

よく「筋肉痛のような痛みです」と言われることがある。これは，一様の痛みを指すわけではないようだ。

脹痛か酸痛に多いが，掣痛や重痛もある。人により，ぎっくり腰の一歩手前のような筋肉痛という形容詞のおまけまでつく。これがまた，一晩寝たら治りましたとくる。

休息緩解だから虚証かといえば，そうとも言い切れない。

睡眠には恒常性を維持しようという大いなる企てがある。この偉大な企ては，虚実の枠外のこともある。つまり睡眠には，休息と同義の意味もあるが，休息以上の力もあるということだ。

表7　そのほかによくみる多様な表現

	よくみる症状	よく聞く表現
嗜眠	嗜睡ともいう。睡眠の充実度に関わらず，強い睡魔に襲われること。気虚・内湿の重要所見に挙げられる。特に食後嗜眠は，脾気虚の判定材料として用いられる。	うっかり寝てしまう・よく眠くなる・横になったら寝る・知らない間に寝てしまう・食べたら眠くなる・昼寝をする・テレビを見ていたら寝てしまうなど。
健忘	記憶力減退の総称。善忘，多忘ともいう。重度だと判別しやすいが，軽度のものは日常に埋没することも少なくない。腎虚・心脾両虚・痰濁擾心・血瘀で表れやすい。	自宅の住所や電話番号がすぐに出てこない・いつも使っている漢字を忘れる・よく会う人の名前が出てこない・回答までの時間が長くなるなど。
麻木	知覚麻痺を指す。攣痛よりかなり麻痺の感覚に力点が置かれる。不仁ともいう。気血両虚・気滞血瘀・風寒や風痰の入絡・湿熱阻絡などで起こりやすい。	服の上から皮膚を触っているような感覚・薄い膜がある感じ・ジーンとした感じ・力がはいらない・握れない・物をよく落とす・よく転ぶ・震える・皮膚がジーンと熱いなど。
梅核気	喉に何か挟まっている感覚があること。肝気上逆・痰凝気滞のほか，肺熱でも起こる。	何かが引っかかっている感じ・何かが詰まっている感じ・咳をしたくなる・異物感があるなど。
胸悶	胸部が痞え，すっきりしないこと。外感病のほか，肺気不宣・心血瘀阻・肝気鬱で起こりやすい。	胸苦しい・胸が詰まる・息苦しい・空気が入らない・呼吸しにくい・胸が張れない・胸が凝るなど。

	よくみる症状	よく聞く表現
心中懊悩	胸部に熱感と嫌な感覚を自覚すること。実熱や陰虚によるものが多い。	胸騒ぎ・嫌な感じがする・胸がほぐれない感じ・胸を搔きむしりたくなる・胸が熱い・不安でいたたまれないなど。
心下痞	心下部が痞えた感じがすること。実寒・実熱・痰飲に多い。	みぞおちが苦しい・胸が詰まっている感じ・胃の上が苦しい・胃の上が詰まっている・物が下りない・体を反らすと苦しいなど。
悪心	悪心は吐き気があって吐けない状態を指す。日常会話にもよく登場する悪心であるが，意外なほど誤用されている。患者によっては，吐き気のない胃痛を悪心という方も少なからずいる。実寒・実熱・肝胃不和などに多い。	胃が気持ち悪い・今にも吐きそうな感じ・下から上がってくる感じ・胃を押されたくないなど。
尿後余瀝	排尿後に尿がしずくのようにポタポタと漏れること。腎虚・中気下陥・膀胱湿熱に多い。	下着にシミが付く・トイレの回りを汚してしまう・終わったと思ったのに終わっていなかった・最後がしまらない・勢いがなくなったなど。
陽萎	俗にいうインポテンツのこと。勃起不全から勃起してもすぐに萎えてしまう状態をいう。陰萎ともいう。腎精不足・腎陽虚・心脾両虚・湿熱に多い。	元気がなくなった・役に立たなくなった・すぐにしぼむなど。
経質粘稠	粘り気のある経血のこと。心火・肝火・湿熱・血瘀化熱に多い。 トイレに行き，ふんばらないと出てこないという方もおられた。	ネバネバした感じ・ねっとりしている感じ・濃い感じ・糸を引く・繋がって出てくる・おりもののような血など。

第4章　症状の変換

各論に入る前に

　第1～4章では総論として，いくつかの重要な点について述べてきた。主訴を明確にすること，急性期は発症状況をより詳細にすること，慢性期は増悪因子・緩解因子のセットで考えるなどは，すべて有力な情報を得るために欠かせない視点である。

　こちらが情報取得の基準をもって問診に臨めば，患者の語り部としての自由度を確保することができる。それには，ある程度の作法も必要と思い付記した。

　とにかく，紋切型の問診で得た情報は厚みに欠ける。活き活きした臨場感もない。自由に語ってもらってこそ活きた情報が得られるのだ。それにはまず，型をもつことである。

　次の問題点は，有力な情報を得ても，随伴症状が教科書に載るような代表症状の枠にとどまらない点である。皆これに悩み，これで迷う。

　一考として，筆者は弁証の論拠となる症状（症候となりうる症状）の病理を考察することをお勧めする。たとえば，ある場面での下痢が脾気虚のうち，どの作用のトラブルに起因するかを考察する。脾気虚レベルにとどまらず，一段深め，脾気虚のどの働きがどうなったから××の症状が表れたのでは，と考えてみることだ。

　基本的には，気血の作用〔推動・温煦・気化・防衛・固摂・営養・滋潤・養神・冷と制（冷やす，制御する）〕などをキーに考える。すると，同じ脾気虚のトラブルでも，異なる症状が出ているという当り前の事実に気づくだろう。

第5章

各論——問診レシピ

　各論では，臨床でよくみられる症状を取り上げ，問診の進め方の例を提示する。問診の進め方におけるレシピと考えてほしい。

　各論においては，総論で提示した内容，特にいつ（When），どこで（Where），何を・どこを（What），どのような具合（How）および増悪・緩解因子，随伴症状を主体に，ポイントとなる聞きどころを考察する。

　筆者が，優勢順位の上位と思われるものから順に並べてみた。

　どのような具合（How）については内容が多いため，第1章（p.20）の表1を再掲する。

表1　どのような具合（How）

表現	どのような苦痛・違和なのかを表現してもらう
増悪	どうしたら悪くなるかを表現してもらう
緩解	どうしたら良くなるかを表現してもらう
趨勢	病気の勢いが増しているか，衰えているかを尋ねるか，察する
感情	病気に伴う感情変化，あるいは今の気持ちを尋ねるか，察する

発熱

熱感を自覚するもののうち，実際に（体温測定による）体温上昇を伴うのが発熱である。

問診ポイント
- ✓ 発汗による症状の改善
- ✓ 発汗の時期
- ✓ 発熱の状況

1．発汗で症状は緩解しますか？

する
▶表証。

しない
▶裏証［裏証の発熱は実熱・陰虚・実邪の化熱が多い］。

2．発汗で緩解なら―発汗で改善したのはいつですか？

発症後間もない
▶表証。

発症後から繰り返す
▶邪気が裏に入っている。

3. どのような発熱ですか？

- **悪風を伴う**
  ▶ 風熱感受・風寒感受（衛気虚あり）など。

- **悪寒に続く発熱で無汗**
  ▶ 風寒感受（衛気虚なし）。

- **悪寒・発熱のあとに，灼痛・拍動痛・咽紅・目赤・鼻水が黄色などを伴う**
  ▶ 風寒化熱など。

- **発熱のみで悪寒・悪風がない**
  ▶ 裏熱・実熱（八綱弁証）・気分熱証（衛気営血弁証）・痰熱壅肺などの臓腑実熱（臓腑弁証）。（注：悪風と悪寒の区別は p.94 を参照）

- **午後発熱し，夜半すぎに落ち着く**
  ▶ 陰虚～陰虚火旺など［体温上昇は軽度である］。

- **終日発熱があり，午後少し増悪し，夜中発汗で少し治まる（湿温潮熱）**
  ▶ 湿熱の邪によるものが多い［口渇はない］。

- **終日発熱し，午後～夕方のみ高熱（日晡潮熱）**
  ▶ 陽明病（六経弁証の証名）［強い口渇がある］。

- **寒熱往来**
  ▶ 少陽病（六経弁証の証名）［邪気は半表半裏にある］。

鬱熱

　熱感の自覚があっても，体温上昇を伴わないか，あってもわずかな体温上昇にとどまるものが鬱熱である。ほてりと表現する方も多い。基本的には裏証であり，慢性的な経過をたどる。

問診ポイント
- ✓ 鬱熱時の状況
- ✓ 熱感の部位

1. どういうときに熱感を感じますか？

- **午後～夜間**
  ▶陰虚内熱（虚熱～火旺）・血瘀化熱など。

- **イライラ・焦り・緊張など**
  ▶肝鬱化火・肝陽上亢など。

- **疲労**
  ▶気虚など［気虚発熱である］。

- **月経前半**
  ▶血瘀化熱に多い［月経痛を伴うことが多い］。

2. どこに熱を自覚しますか？

- **手のひら・足の裏・胸部(注7)**
  ▶陰虚に多い。

- **手のひら・足の裏のみ**
  ▶気虚（特に脾気虚）など。

（注7）臨床からみると，この折の胸部の熱感は，鎖骨下部～胸の谷間までの範囲を指すことが多い。

コラム

サイン

鬱熱は，陰虚・気虚・気鬱・血瘀・湿阻〜湿熱などの証に多い。陰虚では外感病の後期や，もとよりの陰虚傾向の亢進などで表れる。気虚なら極度の疲労時に発症する。気鬱・血瘀・湿阻は停滞による化熱現象が端緒となる。病理の連続性という視点からみると，熱の前には「渇き」が表れやすい。口渇や唇の渇き，手足のほてり，眼が乾き，皮膚の渇きや痒みなどである。この段階で何らかの処置をすれば，病理の進展を水際で防ぐことができる。

「未病を治す」などと大それたことはとても言えない。ただ，初病のうちに治すと Win-Win の関係が構築され，ほんの数秒だけ悦に入ることできる。この数秒間の喜びが初級から中級への推進力になる。

悪寒・悪風

悪寒は，さむけを自覚することをいう。悪寒は暖を取っても変わらない。ブルブル・ガタガタという表現が多い。

悪風は冷たい風が嫌だという感覚を指す。ザワザワ・ゾクゾクという表現が多い。すきま風やエアコンに当たったとき，入浴後などで起こりやすい。暖を取ると緩和される。

問診ポイント
- ✓ 発汗による症状の改善
- ✓ 発熱の状況
- ✓ 発汗の有無

1. 汗はどうですか？

無汗
▶風寒感受（衛気虚なし）を疑う。

汗をかく
▶風寒感受（衛気虚あり）・風邪に多い。

2. 発汗で症状緩解がありますか？

ある
▶表証。

ない
▶裏証（特に血瘀・衛気虚）。

3. 発汗緩解なら―発熱を伴いますか？

発熱を伴う
▶肌表における邪正相争である。風邪・風寒感受に多い。

> **微熱程度**
> ▶風寒感受（衛気虚あり）・風湿・風燥に多い。

> **寒熱往来**
> ▶邪は半表半裏にある［衛気と寒邪との邪正相争か，湿邪と熱邪の勢いのあるほうが交互に表れる。前者は少陽病，後者は温湿病（三焦弁証の証名）である］。

> **平熱で悪風のみ**
> ▶衛気虚が多い。

補足説明

- 発汗のあるケース：外感病で悪寒─発汗と続くケースでは以下の4点がある。
  ①寒邪の勢いが弱い：邪正相争で衛気が勝り，発汗のあとに緩解する。
  ②風邪の勢いが強い：風邪の開泄（汗孔を開かせる）により発汗する。
  ③もとより衛気が弱い：衛気虚でもともと汗っかきであるところに邪が入る。平熱〜微熱で終わる。特に風邪を引き込みやすい。
  ④疑似発汗：湿邪の肌表にへばりついた状態。その様が発汗のように見える（見せかけ上の発汗）。
- 風寒感受：客した寒邪の勢いが強いと，その病理特徴である収斂が強くなる。悪寒のほか，肌表は収斂され，汗孔は閉じ，衛気の推動も損ない，無汗が表れる。発汗で緩解する。
- 悪風は表証にとどまらず，衛気虚にもよくみられる。すきま風に当たる・エアコンに当たる・入浴後などで起こりやすい。
- 血瘀の悪寒・悪風：血瘀により衛気の上達が阻まれ，悪寒・悪風する。そのあとに血瘀が化熱すると発熱もある。

《注意事項》
- 問診上の留意点は，悪寒がきわめて短時間で終わるケースの際，患者の記憶から悪寒が抜け落ちることがある。

第5章　各論―問診レシピ

畏寒肢冷（冷え）

ここでいう畏寒肢冷は寒さを自覚するもの，触れると冷たく感じるものを指す．俗にいう冷え症は，この範疇である．

問診ポイント
- ✓ 増悪因子・緩解因子
- ✓ 冷える部位
- ✓ 尿量変化

1．加冷増悪・加温緩解はありますか？

（注：実際にはもう少し具体的な聞き方になる）

ある
▶気虚・陽虚・寒湿・寒凝血瘀に多い［ヒンヤリ・シンシン・ジンジンなどの表現が多い］。

2．どのあたりが冷えますか？

腰から下に集中
▶腎陽虚の可能性が高い。

腰から下や四肢末端
▶血瘀の可能性が高い。

腹部
▶脾胃陽虚が多い。

項〜上背部
▶肺陽虚に多い。

> **冷えが特定部位に集中する**
> ▶その部位の気虚・陽虚・気血両虚・血瘀・寒邪感受を疑う。

3．冷えたとき尿量は変化しますか？

> **頻尿，尿量増加**
> ▶気虚・陽虚・寒湿に多い。

> **変化しない**
> ▶血瘀が多い。

補足説明

・陽虚と寒湿の冷え：陽虚は陽気が四肢末端・肌表に届かないために起こる。寒湿などの水湿の邪は，それ自体の寒性によるためか，寒邪が陽気を阻むために起こる。

コラム

低体温

　近年，老若男女を問わず，低体温の方が増えている。特に若い女性に顕著。

　冷飲・冷食・季節無視の薄着・運動不足・冷房過多などに原因がありそう。それ故か「温活」がブームになる。

　院内でも数年前から靴下の重ね履き，腹巻をするが方が増えてきた。低体温を治してくださいというリクエストすらある。この手の方は，概ね36℃を超えない。35℃台前半の方もいた。気虚・陽虚としてとらえるが，血瘀の方も案外にいる。

　またブームに便乗（？）し，低体温でもないのに腹巻をしている方もいる。腹巻のなかは大枚を隠しても，大汗を隠してはいけないだろう。

■ 汗

汗の元は津液であり，固摂の低下・邪正相争・熱証・湿証などで発汗量が増す。外感病・湿邪の判定・衛気虚の状態・陰虚の程度などの鑑別に用いる。特に感冒時の有汗か無汗かは，虚実を判定するポイントになる。次の概念を念頭においおて問診する。
- 「自汗」はダラダラと汗をかき，なかなか止まらないこと。
- 「潮汗」は突然に汗が噴き出すもの。
- 「盗汗」は入睡後発汗し，覚醒後汗が止まるもの（暑い日の寝汗は，すべて盗汗とは限らない）。

問診ポイント
✓ 発汗の状況
✓ 睡眠中の発汗
✓ 発汗部位

1. 汗はどうですか？

悪寒・発熱に続き無汗
▶風寒感受（衛気虚なし）。

悪風・発熱に続き発汗
▶風邪・風寒感受（衛気虚あり）に多い。

悪寒・発熱がなく，発汗のみ
▶裏証（気虚・熱証・湿証などに多い）。

もとより汗っかきで，動くと自汗し，寒気を感じる，よくカゼをひく
▶衛気虚［背後に気虚や陽虚などの正気不足がある］。

日中に自汗し，活動で増悪し，自汗後わずかでも寒気を感じる
▶気虚～陽虚の可能性が高い［必ず倦怠感を伴う］。

- 活動で発汗し，発汗後少しだけ爽快感がある
  ▶内湿（寒湿など）の可能性がある。
- 焦り・暑さ，あるいは動くと突然に汗が噴き出す（潮汗）
  ▶肝腎陰虚からの虚熱浮越が多い［更年期によくみられる］。
- 日中の発汗量が少ない場合
  ▶総じて陰虚・血虚に多い（更年期を除く）。

2. 睡眠中はどうですか？

- 入睡後発汗し，覚醒後汗が止まる（盗汗）
  ▶陰虚の可能性が高い［浅い眠り・寝返り多く・五心煩熱を伴うことが多い］。
- 盗汗でも動悸・心煩・頭暈がある
  ▶陰虚より心血虚を疑う。

《注意事項》
・近年，酷暑・猛暑に起因した発汗過多による脱水や熱中症が注目を浴びている。これは暑邪の開泄によるものである。解暑が必要となる。

3．どこから汗がよく出ますか？

頭部
▶内熱が多い［口渇・脈浮数なら熱は上部にある］。

同様に頭部発汗で苔黄・尿不利
▶脾胃湿熱である（湿≦熱）。

顔面から大量の発汗・わずかな悪寒・呼吸の不安定を伴う
▶心陽虚の可能性がある。

額から汗が出たあと，全身の発汗と続き，腹満・水様便が表れやすい
▶脾陽虚である可能性がある。

左右の半身のみ
▶中風の前駆症状か，痰湿による経絡阻滞に多い。

手足
▶脾胃と関連する［この折，胸部の発汗の有無を尋ねてみる。あれば心・肝・腎経の鬱熱の可能性もある］。

下半身から多汗
▶腎陽虚が多い。

頸・胸・背中
▶陰虚の可能性が高い。

> 補足説明

- 外感病の汗には，代表的には3つある。
  - ①風邪の開泄作用の発汗。
  - ②熱邪の熱性による発汗。
  - ③衛気虚による自汗。
- 心血虚の盗汗：心血虚で神の浮揚現象が起きていると盗汗を起こす。盗汗＝陰虚だけではない。

《注意事項》
- 問診では，患者自身に脇の下などに触れてもらい，湿り気を判定してもらうと，より正確な情報となる。無汗なら脇の下すら乾いている。

頭痛

　頭痛はある意味で，経絡の反応痛である。臓腑の変調は経絡に通じ，頭痛に至る。外感頭痛とて頭部の肌表から邪が侵入するため，臓腑に先んじて頭部経絡に反映される。外感病・肝胆・脾胃の病理などを推定するうえで参考になる。

問診ポイント
- ✓ 疼痛表現
- ✓ 疼痛部位
- ✓ 随伴症状
- ✓ 増悪因子・緩解因子

1. どのような痛みですか？

脹痛・拍動痛
▶熱証（特に肝胆に絡む熱証）・風熱感受である［発熱・口渇を伴う］。

包まれるような，絞め付けられるような感覚
▶内外問わず湿邪が絡む。

刺痛
▶血瘀（特に気滞血瘀）が多い。肩こり・首こりから移行してくることもある。

隠痛・空痛
▶血虚・気虚で起こりやすい。

2. 頭のどこが痛みますか？

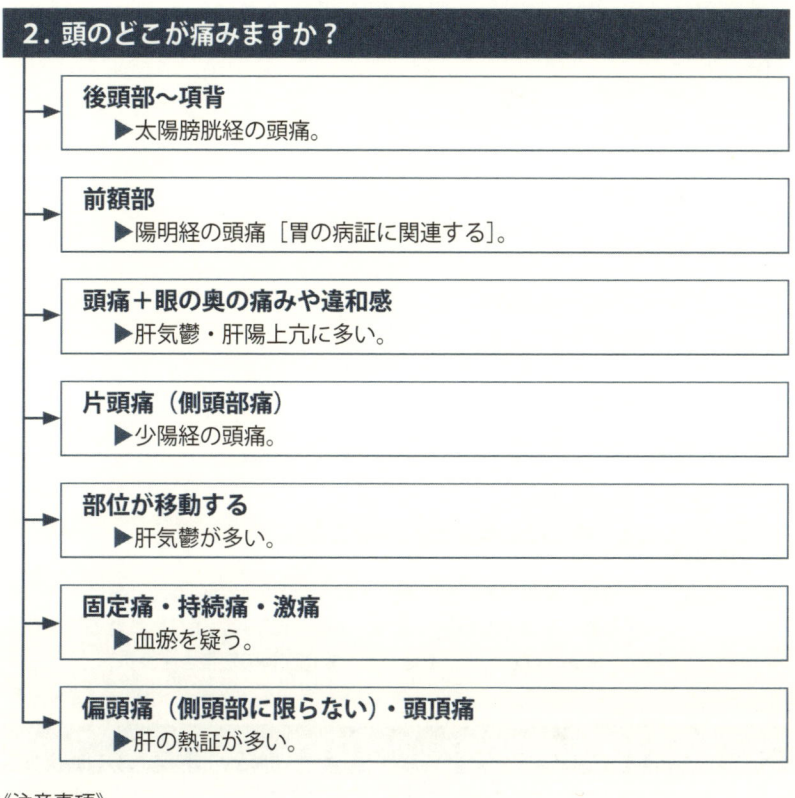

- **後頭部～項背**
  ▶太陽膀胱経の頭痛。

- **前額部**
  ▶陽明経の頭痛［胃の病証に関連する］。

- **頭痛＋眼の奥の痛みや違和感**
  ▶肝気鬱・肝陽上亢に多い。

- **片頭痛（側頭部痛）**
  ▶少陽経の頭痛。

- **部位が移動する**
  ▶肝気鬱が多い。

- **固定痛・持続痛・激痛**
  ▶血瘀を疑う。

- **偏頭痛（側頭部に限らない）・頭頂痛**
  ▶肝の熱証が多い。

《注意事項》
・肝陽上亢や肝の熱による頭痛は，活動・入浴で悪化するケースも多い。

3. ほかに症状はありますか？

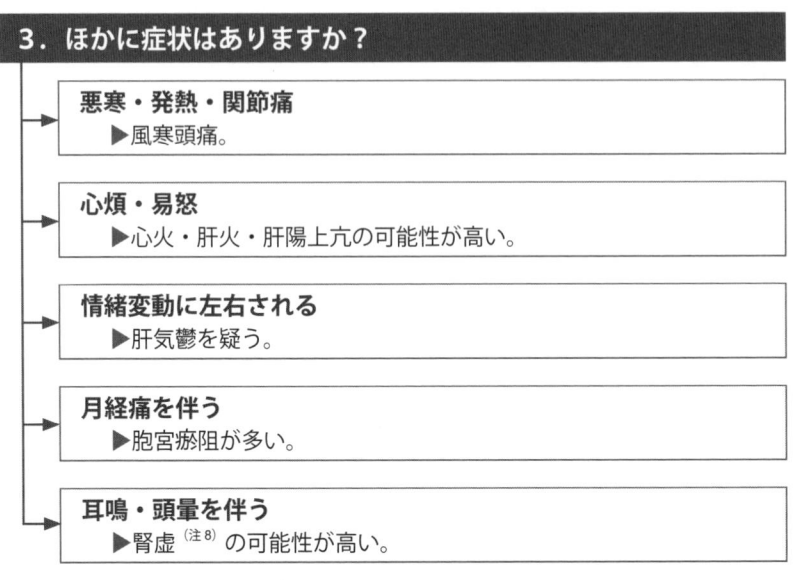

- **悪寒・発熱・関節痛**
  ▶風寒頭痛。

- **心煩・易怒**
  ▶心火・肝火・肝陽上亢の可能性が高い。

- **情緒変動に左右される**
  ▶肝気鬱を疑う。

- **月経痛を伴う**
  ▶胞宮瘀阻が多い。

- **耳鳴・頭暈を伴う**
  ▶腎虚[注8]の可能性が高い。

(注8) 腎虚頭痛：精神を統括する最も主体となる臓腑が心なら，腎は肉体を構成する最も根源的な臓腑である。推動の低下は，より離れた頭部の正気不足を起こすほか，歩行をはじめ，動作変換の緩慢さを表す。

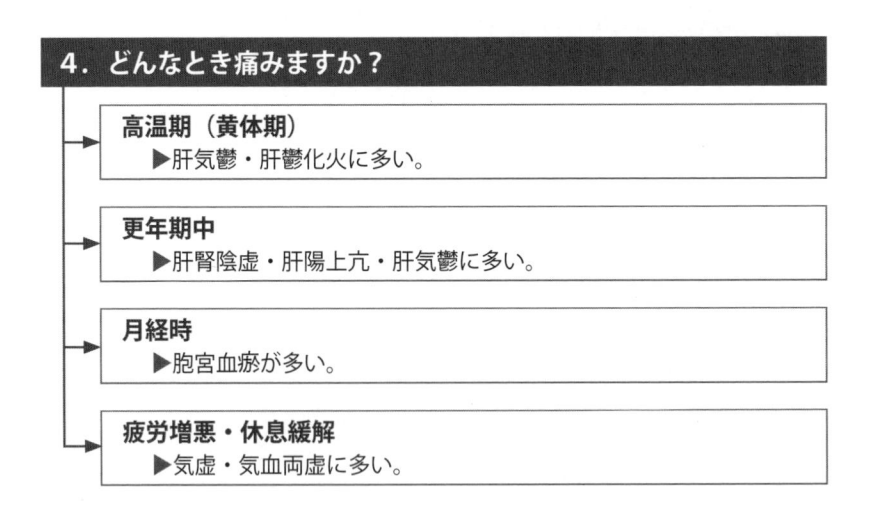

4. どんなとき痛みますか？

- **高温期（黄体期）**
  ▶肝気鬱・肝鬱化火に多い。

- **更年期中**
  ▶肝腎陰虚・肝陽上亢・肝気鬱に多い。

- **月経時**
  ▶胞宮血瘀が多い。

- **疲労増悪・休息緩解**
  ▶気虚・気血両虚に多い。

> 補足説明

- 太陽頭痛：太陽膀胱経の頭痛でよくみられる病理は以下の4つである。
  ① 寒の邪の侵入。
  ② 太陽膀胱経の気滞。
  ③ こりからの連動。肩こりの原因はさまざまあるが，要は筋肉収縮の連動性でなる。
  ④ 腑の熱病理。

《注意事項》
- 激痛の問診：問診上，鎮痛薬が効かない・鎮痛薬を常時持ち歩くなどは，激痛を示す証左の1つになる。

コラム

寿司と天ぷら

寿司は握りたて，天ぷらは揚げたてが美味しい。臨床から出る疑問も同じようなものだ。疑問に思ったそのときこそがおいしいのだ。患者に触れた皮膚感覚が残る間に解決の一歩を踏み出さないと手遅れになる。大半の疑問は時間のなかに埋没してしまうからである。

「後で考えよう」，ちょっと気を抜く間に，時間はあっという間に過ぎてゆく。「明日ありと思う心の仇桜，夜半に嵐の吹かぬものかは」親鸞聖人御年九歳，得度式での一句である。

臨床家は常に論理と実践との乖離で揺れ動く。この偉大な宗教家の心を噛みしめよう。疑問を放置することへの恐れの心を保ち続けたいものだ。

■ 胸痛

　胸痛（乳房痛は除外）は心・肺の病変で表れやすい。心・肺の病変は，ほかの臓腑と比べ悶痛が表れやすい。悶痛は虚証より，実証・虚実挟雑証に多い。心・肺の病理などを推定するうえで参考になる。

問診ポイント

✓ 疼痛時間
✓ 疼痛表現
✓ 拒按の有無
✓ 増悪因子
✓ 随伴症状

1．いつ痛みますか？

- **突発性・一過性**
  ▶心と関わることが多い。

- **一過性の傾向がなく，突発性も少ない**
  ▶肺と関わることが多い。

- **夜間**
  ▶心血瘀阻を疑う。

- **低気圧・曇天時**
  ▶心・肺の痰飲に多い。

2．どのような痛みですか？

- **刺痛・絞痛・悶痛**
  - ▶血瘀（特に心血瘀阻）を疑う。

- **悶痛が主体**
  - ▶心・肺の痰飲を疑う。

- **悶痛に咳・痰が加わる**
  - ▶肺の痰飲（特に痰湿壅肺）を疑う。

- **悶痛＋脹痛**
  - ▶経絡気滞も考慮する。

- **脹痛のみ**
  - ▶肝の疏泄失調によるものもある。

- **隠痛**
  - ▶虚証［胸部では気虚より陰虚がやや多い。気虚なら酸痛・鈍痛の類になりやすい］。

3．押すと痛みますか？（実際に押すこともある）

- **拒按**
  - ▶実証
    - ・心血瘀阻（緊急処置を要することもある）
    - ・胸部（局部）経絡の瘀阻（阻滞）

- **喜按**
  - ▶虚証［胸痛では，拒按は実証，喜按は虚証の傾向がよく反映される］。

4．どうしたらその症状が悪化しますか？

焦り・緊張など
▶肝の疏泄失調を疑う。

5．ほかに症状はありますか？

多痰
▶肺の痰飲が多い。

痰黄・粘痰・痰が匂う
▶痰熱壅肺を疑う。

痰が透明・泡状・稀薄
▶肺の痰湿を疑う。

背部痛・息苦しいなど
▶心血瘀阻に多い。

呼吸時の横隔膜の上下運動が悪い・息が吸えないなど
▶肝気鬱の影響が大である。

コラム

舌色

　大昔，北京の某病院で指導教官と口論になる。舌苔の色がきっかけであった。教官が，ある失語症の患者の舌を見て，舌苔黄と言う。筆者には白苔にしか見えない。20代の若造に「どう見ても白でしょう」と言われたのが，逆鱗に触れたようだ。

　色の範囲規定には地域差や個人差がある。日本人は白の範囲が広く，比べて中国人は黄色の範囲が広いように思う。そこで白と黄色の微妙な色が問題になる。この点においては，各々の臨床家が何かしらの論拠をもとに自分で規定していくしかない。このケースでは証が痰熱証だったので，軍配は指導教官に上がる。詳細な事実を拾いながら論証を進める問診こそが，色に確信ある判断を下す論拠となる。

脇痛

脇痛は乳部より下の季肋部全体，あるいはその一部の痛みを指す。多くは肝胆の病変で表れる。

問診ポイント
- ✓ 随伴症状
- ✓ 疼痛表現
- ✓ 緩解因子

1．ほかに症状はありますか？

- **イライラ感・ため息・背中の張りなど**
  ▶肝気鬱が多い。

- **眼の乾き・多夢・寝つきが悪いなど**
  ▶血虚肝鬱が多い。

- **口渇・口苦・目赤など上部の熱症状が顕著**
  ▶肝火上炎が多い。

- **口苦・口粘・胃部の鈍痛・悪心・嘈雑感など**
  ▶肝胆湿熱が多い。

- **口苦・寒熱往来あるいは微熱**
  ▶少陽病を疑う。

2．痛みはどのような感じですか？

→ **脹痛**
　▶肝あるいは少陽経に関わる病理。

→ **刺痛・持続痛**
　▶瘀血の有力な情報となる。

3．どうしたら良くなりますか？

→ **入浴・運動・好きなことで緩解**
　▶肝気鬱・血虚肝鬱の可能性が高い。

> **補足説明**

- 脹痛：脇痛では脹痛が圧倒的に多い。肝気鬱・血虚肝鬱・肝火上炎・肝胆湿熱・少陽病など，いずれも脹痛を表しやすい。それゆえ，脹痛のみをもって肝気鬱と判断するのは，いささか早計すぎる。
- 腹診の胸脇苦満：胸脇苦満は，季肋部～肋骨弓下部の腹壁筋の過緊張を指す。押圧で他覚的抵抗感や自覚的不快感や圧痛を認める。柴胡剤の指標である。腹診を重視した古方派が開発した診断法である。脇痛の指標として使える。

胃痛

胃痛は胃そのものの問題のほか，外邪侵入・肝の疏泄などの影響を受ける。外邪侵入や，脾胃・肝の病理を推定するうえで参考になる。

問診ポイント
- ✓ 疼痛表現
- ✓ 随伴症状
- ✓ 増悪因子・緩解因子
- ✓ 発症条件

1．どのような痛みですか？

急な絞痛・攣痛・激痛
▶寒邪直中の可能性が高い。

脹痛
▶胃の気滞に多い［胃の気滞とはいえ，脾胃の痰湿・胃気虚・肝気鬱・食滞などを起因するものもある］。

重痛
▶脾胃の痰湿・脾胃の気虚に多い。

灼痛
▶胃熱・胃陰虚に多い。

隠痛
▶胃陰虚が多い。

鈍痛
▶胃気虚・脾気虚に多い。

- **刺痛・差し込む痛み**
  ▶胃の血瘀が多い。

- **脇のほうに向かう掣痛**
  ▶肝気鬱に多い。

2．ほかに症状はありますか？

- **加温緩解・加冷増悪**
  ▶寒邪の直中・胃気虚・脾胃の陽虚に多い。

- **すぐにお腹が空く**
  ▶胃熱が多い。

- **痞満（もたれ）**
  ▶胃の気虚・胃陰虚・胃の痰湿に多い［もたれは消化に時間がかかる証拠である。消化に時間がかかる病理を疑えばよい］。

- **食後嗜眠**
  ▶胃気虚・脾気虚に多い。

- **嘈雑感・食量減少・便秘**
  ▶胃陰虚を疑う。

3．どうしたら良く（悪く）なりますか？

- **情緒変動で増減**
  - ▶肝の疏泄失調の影響を受けている可能性が高い。

- **空腹増悪，適量の食事で緩解**
  - ▶虚証が多い。

- **睡眠で緩解**
  - ▶虚証が多い。

- **辛いもの・刺激物の過食で増悪**
  - ▶胃熱・胃陰虚に多い。

- **冷飲・冷食で増悪**
  - ▶寒邪直中・脾胃の陽虚に多い。

4．痛くなったきっかけはありますか？

- **腐ったものを食べたあとに発症**
  - ▶外邪直中である［俗にいう食あたり・水あたりを指す。大半は悪心・嘔吐を伴う］。

- **精神的ストレスで発症**
  - ▶肝気鬱による胃の気滞（肝気犯胃）を疑う。

補足説明

- 脹痛と喜按拒按：脹痛の場合，概ね一次病理が実証のときは拒按になり，虚証のときは拒按を示さない。ただし，食べた直後は胃に残留物があるので拒按になりやすい。
- 胃と外界：胃は外界と直に繋がる臓腑である。この意味での仲間は，肺・腸・胞宮である。感染症の仲間たちとでも呼んでおく。

表8　外と繋がる臓腑

肺	すべての外邪の影響を受ける。特に風邪・燥邪との親和性が高い。
胃	寒邪・熱邪・暑邪・湿熱の邪の影響を受けやすい。
大腸	寒邪・熱邪・湿熱の邪の影響を受けやすい。
小腸	寒邪の影響を受けやすい。
膀胱	寒邪・湿熱の邪の影響を受けやすい。
胞宮	寒邪・湿熱の邪の影響を受けやすい。特に寒邪の影響を受ける。

腹痛

中脘穴から臍までを大腹，臍から恥骨までを小腹，その両側を少腹という。大腹痛は脾胃，小腹痛は膀胱・胞宮・腎，少腹は厥陰肝経などの病証を疑う。

これは中医における理論的分類であるが，現実の臨床において，患者の言う腹痛は上腹部や大腹～小腹までを指すことも少なくない（胃痛の項も参照する）。中・下焦の臓腑を特定する際に役立つ。

問診ポイント
- ✓ 発症時期
- ✓ 疼痛表現
- ✓ 随伴症状
- ✓ 増悪因子・緩解因子
- ✓ 増悪時期

1．いつから痛みますか？

急な腹痛
▶実証が多い。

長期にわたる
▶虚証・虚実挟雑証に多い。

2．どのような痛みですか？

大腹あるいは臍周囲の隠痛
▶脾陽虚が多い。

小腹の隠痛
▶腎陽虚が多い。

- 大腹～小腹の灼痛
  - ▶熱結陽明証（六経弁証の証名）が多い。

- 小腹の絞痛・激痛・差し込み
  - ▶大腸血瘀・胞宮瘀阻に多い。

- 小腹の重痛・差し込み
  - ▶湿熱下注が多い。

- 少腹の掣痛・絞痛
  - ▶寒滞肝脈・胞宮気滞血瘀に多い。

3. ほかに症状はありますか？

- 冷え・便溏白など
  - ▶脾陽虚が多い。

- 冷え・頻尿など
  - ▶腎陽虚が多い。

- 便秘・発熱あるいは潮熱・腹部拒按
  - ▶熱結陽明証（六経弁証）を疑う。

- 頻尿で尿が渋る
  - ▶膀胱湿熱・湿熱下注に多い。

4．どうしたら良く（悪く）なりますか？

加冷増悪・加温緩解
▶脾陽虚・腎陽虚・小腸虚寒・寒滞肝脈に多い。

矢気（オナラ）が出ると緩解
▶実証（特に気滞）が多い。

排便で緩解
▶血瘀・内熱に多い。

排尿関連で増減
▶膀胱の病理が多い。

飲食・排便関連で増減
▶脾・胃・腸の病理に多い。

5．いつ痛くなりますか？

排卵前後・月経中に集中
▶胞宮気滞血瘀を疑う。

空腹時腹痛
▶虚証に多い。

食後腹痛
▶実証に多い。

通勤電車中，会議中，プレゼンテーションなど緊張する場合に腹痛。下痢を伴うことが多い。
▶気滞（特に肝気鬱に由来）

コラム

感謝

「ありがとう」は日常最もよく使う言葉の1つである。これを習慣化すれば，社会生活の潤滑油として大いに役に立つ。

「ありがとう」は漢字で書くと「有難う」。もとは「有難し」で，「有ること難し」と読める。よくよく考えれば，この世に生を受けること自体が奇跡的なことだ。両親がいて，その両親にもそれぞれの両親がいる。縁の1つがどこかで狂えば，私という存在はない。まさしく有り難しである。

存在を当り前と思っては，その真意をつかみ損ねる。縁あって今ここにあるという事実を丁寧に扱いたい。楽しいことも嫌なことも存在してはじめて経験できる。貴重な縁に感謝したい。これがお陰様での精神に連なるように思う。

肩こり

　肩こりは上背部・肩稜線部および下部頸部までの一部分，あるいは全体が固まった感覚を自覚するものをいう。患者さんは，そのような認識で肩こりという言葉を用いることが多いので，それに従う。日本人にきわめて多い。肝に絡む病理・気虚気滞・血瘀を知るうえで参考になる。

　まず，中医書では肩こりの記載が皆無なので，よくみられる証を列記する。
○実証→風寒侵襲・気滞湿阻・肝気鬱・肝陽上亢・気滞血瘀・痰湿
○虚証→肝血虚・肝腎陰虚・脾気虚・心気虚・肺気虚・腎虚
・このうち特に強い筋肉の収縮を起こすものは，風寒侵襲・肝気鬱・気滞湿阻・気滞・気滞血瘀である。
・筋肉の栄養状態が悪く筋肉が伸びないものは，肝血虚・肝腎陰虚である。
・気の不足から推動作用が低下したものが気虚気滞である。

問診ポイント
- ✓ 疼痛表現
- ✓ 増悪因子・緩解因子
- ✓ 随伴症状

1. どうようなコリ（痛み）ですか？

脹る・詰まる・凝るなど
▶筋肉の収縮病理に多い［風寒侵襲・肝気鬱・気滞・気滞湿阻・気滞血瘀など］。

つれる・縮こまる
▶肝血虚・肝腎陰虚・心血虚に多い。

重さを伴う
▶湿邪感受・気滞湿阻・痰湿に多い。気虚類でも起こる。

- **鈍痛・隠痛を伴う**
  ▶脾気虚・心気虚・肺気虚・腎虚に多い。

- **激痛・刺痛**
  ▶心血瘀阻を疑う。

2. どうしたら良く（悪く）なりますか？

- **加冷増悪・加温緩解**
  ▶風寒侵襲の可能性が高い。気滞・気滞血瘀・気虚でも起こる。

- **同一姿勢で増悪，動くと緩解**
  ▶気滞湿阻・気滞血瘀・肝気鬱・肝血虚(注9)・痰湿が多い。

- **疲労増悪，休息緩解**
  ▶気虚類を疑う。

- **上腕の使用過多で増悪，休息緩解**
  ▶肝血虚・気虚類が多い。

- **心労，眼の使用過多で増悪**
  ▶肝血虚を疑う。

- **情緒変動で増減**
  ▶肝気鬱を疑う。

- **曇天時増悪・晴天時緩解**
  ▶気滞湿阻・脾気虚・痰湿に多い［発汗で緩解なら風寒侵襲が多い］。

(注9) 肝血虚と運動：肝血虚の肩こりは，表面上より少し中のほうが凝っている感じである。その自覚が縮こまるという表現になりやすい。患部の運動で悪化することもある。むしろ遠部の運動で肩に気血を送り込みながら回復を待つ感じの治療が上策となるケースも少なくない。

3．ほかにどんな症状がありますか？

疲労・倦怠感など
▶肝血虚・脾気虚・心気虚・肺気虚・腎虚に多い。

イライラ感，頭痛，眼の奥の痛み・違和感など
▶肝気鬱・肝陽上亢・肝血虚に多い。

歯ぎしり，歯の食いしばり
▶肝気鬱・肝血虚で起こりやすい。

眼の乾き・睡眠障害・多夢など
▶肝血虚を疑う。

> 補足説明

・姿勢・体型について：気虚類はその特徴である鈍痛・隠痛・疲労増悪・休息緩解もあるが，気虚ゆえ姿勢を維持する力が弱く，背中を丸める傾向が強い。背中を丸めるため，逆に顎を突き出す感じになる。これが肩こりの直接の原因となるケースもある。この折は張る・詰まる・縮こまるなどの表現になりやすい。

　また痰湿では，背中に肉がつき，丸みを帯びることがある。これが頸椎下部から肩先までの距離を伸ばすことになり，張る・突っ張るという形で表れることもある。

　気虚類を含め，まず姿勢をよく観察しなければならない。

コラム

同位の鎮痛

　手の陽明大腸経には変わった効能があるように思う。直立手直垂の姿勢での同じ高さの体幹部の痛みに効果的だというのがそれである。特に肘～手先までにその傾向が強い。たとえば曲池なら胃痛に効果的であり，偏歴や温溜は下腹部痛，合谷なら月経痛・排尿痛に功を奏す。

　なぜ，水平同位の体幹に効くかは定かではない。今もって理論的背景を模索中である。ただ痛みに関しては，「不通則痛」（通ぜざれば則ち痛む）と「不営則痛」（営ぜざれば則ち痛む）の二大病理がある。多気多血の陽明経は，気血の不足や停滞からくる体幹部痛に対して，その調整の効をもつと考えている。体幹部痛の虚実を間違えさえしなければ，結構使える方法である。

背部痛

背部痛は内臓関連痛であることが少なくない。ほぼ同位置の臓腑の影響を受けやすい。病位を特定する際に役立つ。

問診ポイント
- ✓ 疼痛部位
- ✓ 疼痛表現
- ✓ 随伴症状
- ✓ 増悪因子・緩解因子

1. どこが痛みますか？

▶概して同程度の位置にある臓腑の反応が表れやすい。

2. どのような痛みですか？

上背部のこわばり・脹痛
▶風寒感受が多い。

上背部（肩甲骨内縁）の脹痛
▶気滞（心肺・肝に関連するが多い）。

上背部の脹痛
▶虚証で表れることもある［臓腑は気虚，その気虚の反映する経絡は気虚気滞となる］。

上背部の激痛
▶痺証のほか，心血瘀阻・胃の血瘀でも表れる。

- **上背部の深部の鈍痛**
  - ▶心血瘀阻・胃の血瘀に多い。

- **肩～上背部の鈍痛・隠痛**
  - ▶気虚（特に肺気虚・心気虚）が多い。腎虚(注10)でもよく起こる［ときに脹痛・激痛に転化する］。

- **下背部（肩甲骨下縁～腰部の上まで）の脹痛・鈍痛**
  - ▶肝・胃に関連し表れやすい。

- **背部全体に脹痛**
  - ▶気滞（特に肝気鬱・脾胃気滞）が多い［最初は部分的に表れ，全体に広がる感じである］。

(注10) 慢性腎虚では，骨が変異し，腰が前屈姿勢になることがある。前屈姿勢を取りながら日常生活を送ると，頸肩から上背部が反り気味にならざるをえない。これが一見すると腎と位置的に遠い，上背部に痛みを起こす理由の1つである。

3．ほかに症状はありますか？

- **悪寒・発熱**
  - ▶風寒感受を疑う。

- **疲労・倦怠感・眩暈**
  - ▶気虚を疑う。

- **患部の膨張感**
  - ▶気滞では実際に，患部の筋肉がわずかに盛り上がることもある。

4．どうしたら良く（悪く）なりますか？

加冷増悪・加温緩解
▶風寒感受・気虚類に多い。

疲労増悪・休息緩解
▶気虚類に多い。

加温増悪
▶胃の血瘀の可能性もある。

同一姿勢で増悪，動くと緩解
▶気滞・肝気鬱に多い。

コラム

日本語の功罪

　日本語は情緒言語といわれている。それゆえ感情表現が豊かである。言葉の内容もさることながら，ニュアンスや言い回し，音程や音の強弱で，その意味を変化させることができる。これに通じれば問診は飛躍的に伸びるだろう。

　しかし，すべてのものには功罪両面がある。論証という視点からなら，患者の曖昧な表現は，ときに間違った証を導くことになりかねない。たとえば「××しているつもりです」は，実際にどれだけしたかはもちろん，したかしないかすらわからない。

　問診はある場面では情緒を読み，またある場面では言葉を人質に取る。硬軟の使い分けが肝要だろう。

腰痛

腰痛は表証（特に寒邪・湿邪），裏証の両病理で表れる。また経証単独でも起こる。必ず痛みの深度も尋ねるようにする。外邪侵入・腎の状態を推定するうえで参考になる。

問診ポイント

- ✓ 発症時期
- ✓ 疼痛部位
- ✓ 疼痛表現
- ✓ 増悪因子・緩解因子
- ✓ 随伴症状
- ✓ 疼痛時期

1. いつから痛みますか？

急な発症
▶外邪侵入・血瘀・湿熱に多い。

慢性
▶裏証が多い。

2. どのあたりが痛みますか？

疼痛部位が深い
▶裏証の可能性が高い。腎虚・肝血虚・水湿（寒湿・湿熱）・入絡血瘀（深部絡脈の血瘀ないし血瘀阻絡）などを疑う。

疼痛部位が表層近く
▶外邪侵入の可能性が高い。

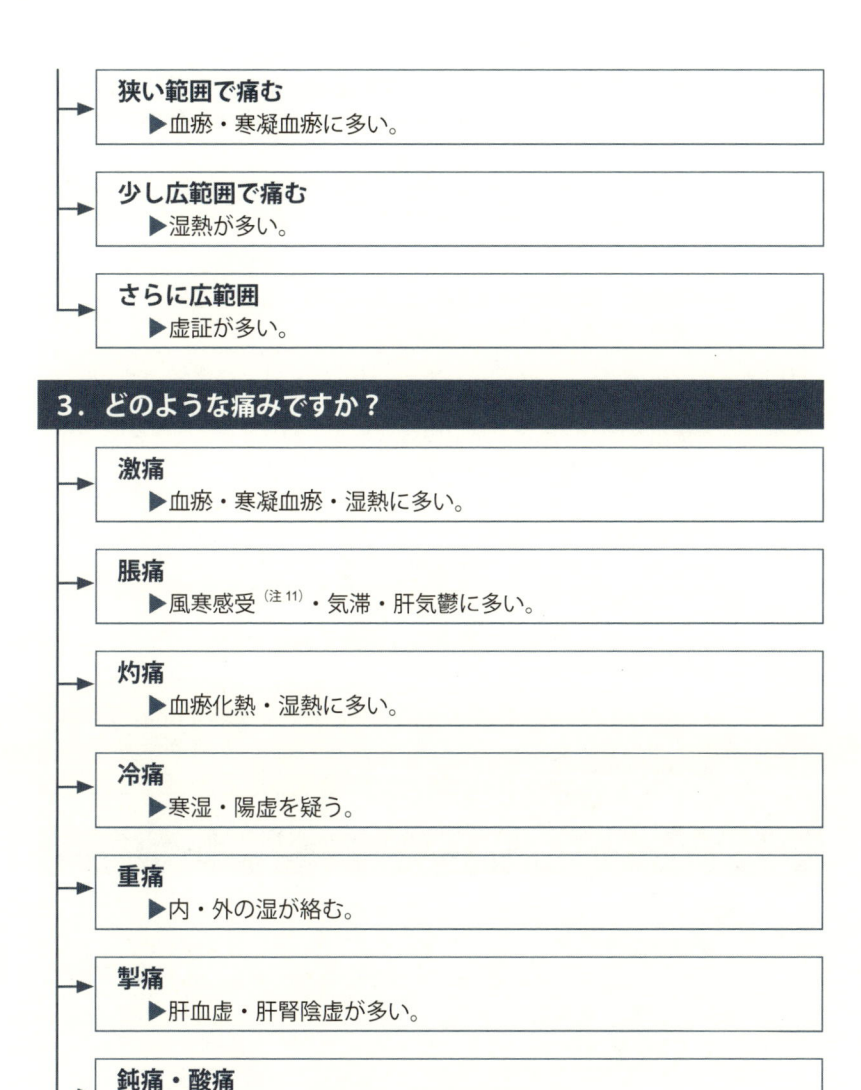

- 狭い範囲で痛む
  - ▶血瘀・寒凝血瘀に多い。

- 少し広範囲で痛む
  - ▶湿熱が多い。

- さらに広範囲
  - ▶虚証が多い。

3．どのような痛みですか？

- 激痛
  - ▶血瘀・寒凝血瘀・湿熱に多い。

- 脹痛
  - ▶風寒感受(注11)・気滞・肝気鬱に多い。

- 灼痛
  - ▶血瘀化熱・湿熱に多い。

- 冷痛
  - ▶寒湿・陽虚を疑う。

- 重痛
  - ▶内・外の湿が絡む。

- 掣痛
  - ▶肝血虚・肝腎陰虚が多い。

- 鈍痛・酸痛
  - ▶腎虚・気虚・気血両虚・入絡血瘀に多い。

(注11) 脹痛と風寒感受：腰痛に限らず肩〜背部全体にいえることだが，風寒に感受した際には，こわばると表現する方も多い。

4．どうしたら良く（悪く）なりますか？

反ると増悪，静止状態でやや緩解
▶血瘀が多い［この折，加温緩解・加冷悪化がはっきり表れるのなら寒凝血瘀である］。

曇天時増悪，晴天時やや緩解
▶寒湿・気滞湿阻に多い。脾腎両虚もある。

酸痛で疲労増悪，休息緩解
▶虚証を疑う。気虚・気血両虚である［そのうち歩行増悪が顕著なら腎虚の可能性が大いにある］。

同一姿勢保持により増悪
▶気滞・肝気鬱に多い。動則緩解する。

ひねる・立ち上がるなど急な動作変換で発症
▶大半が血瘀である。

情緒変動で増減
▶肝気鬱を疑う。

5．ほかに症状はありますか？

悪寒
▶風寒感受を疑う。

腰から臀部が冷える
▶寒湿・陽虚が多い。

頻尿・尿量増加
▶腎陽虚を疑う。

軟便
▶脾陽虚・腎陽虚を疑う。

- **疲労時に腰部のわずかな発汗**
  ▶腎気虚～腎陽虚を疑う。
- **腰部のみにうぶ毛が多く，黒ずんでいる**
  ▶腎陰虚の傾向を疑う。
- **腰部の黒ずみのみ**
  ▶慢性化した血瘀もある。

6．いつ痛くなりますか？

- **月経中の腰部～仙骨部の痛み**
  ▶胞宮瘀阻を疑う。
- **月経後期～月経後**
  ▶胞宮血虚を疑う。
- **朝が比較的楽で夕方にかけて増悪する**
  ▶腎虚・気虚・気血両虚に多い。

> 補足説明

- 腰痛と刺痛：腰痛は胸痛，腹痛と比べ，血瘀の代表的な疼痛表現である刺痛が少ない。よくみるのは，発症時のズキッとした痛みである（筆者はこれを刺痛ととらえることもある）。血瘀・寒凝血瘀に多い。湿熱でもみられる。
- 湿熱腰痛：湿熱腰痛では激痛が表れる。ただ，血瘀と比べ疼痛範囲が広い。熱邪を伴うゆえ，灼痛も表れ，加温増悪する。加冷緩解はわずかである。発汗・利尿で緩解傾向を表す。
- 腎虚腰痛：腰は腎の外府という。腰部と腎は直に経絡で連結する。腎虚では，腰痛以外にも損なわれる生理機能の違いで症状が異なる。

○推動低下：腰痛は歩行増悪のほか，歩くのが遅い，下半身の動作変化が緩慢になる。
○固摂低下：腰部鈍痛・隠痛のほか，頻尿・帯下増加・下半身の自汗・眩暈などが起こりやすい。
○温煦低下：腰部鈍痛・隠痛のほか，下半身の冷感・低体温・尿量増大などが起こりやすい。
○営養低下：腰部鈍痛・隠痛のほか，羸痩，特に臀部の肉が削げ落ちる。

《注意事項》
・腎虚腰痛を疑う際は，腰より下の症状に注意を払う。すぐに「耳鳴はありますか？」などと会話を飛ばさないようにする。

コラム

不思議な体験

　25 年以上も臨床をやっていれば，不思議な臨床体験も少なくない。

　椎間板ヘルニアの女性の例。悪戦苦闘しながら，ほぼ無症状になるまで 1 年以上もかかった。〜下手でしょう〜。それはひとまず横におくとして，治る少し前から，足の第 4，5 指間で外踝のぶつかったところの骨が隆起してきた。ある程度隆起したところで止まり，その後腰痛がほぼ完治する。

　しかも，このような例がほかに 2 例ある。全体は部分に反映し，部分は全体に投影するというフレーズはよく聞くが，部分はその部分と親和性の高い，ほかの部分の何かを代償するという考え方もあるように思うが，いかがなものだろうか。

第5章 各論──問診レシピ

口渇・口乾

口渇は咽の渇きを自覚することを指す。口乾は咽・口腔の乾燥した状態を指す。水分摂取量の変化などが重要な聞きどころになる。熱邪・暑邪・燥邪・水湿・実熱・血瘀・血虚・津液不足・陰虚などを推定するうえで参考になる

問診ポイント

✓ 発症時期
✓ 飲水の様子
✓ 嗜好（常用）する水分
✓ 日常における条件

1．いつ渇きますか？

夏季
▶暑邪を疑う。

冬季
▶燥邪を疑う。

長期
▶裏証である。

2．水分の摂り方はどんな感じですか？

少量の水分を頻繁に飲む
▶陰虚・燥邪に多い［咽・口内が乾燥し，乾燥を潤すために飴で代用することもよくある］。

大量の水分を頻繁に飲む
▶実熱に多い［咽に強い渇きがある］。

- 飲んだ後にムカムカ・ポチャポチャする
  - ▶痰飲・痰湿に多い。

- 咽は渇くが，うがいする程度で十分
  - ▶血瘀が多い。

- 飲んでもすぐに渇き，また飲む
  - ▶胃熱・胃陰虚に多い［消渇を疑う］。

3．どんな飲み物を好みますか？

- 比較的温かい物を好む
  - ▶痰飲・痰湿に多い。

- 常温よりやや冷たい物を好む
  - ▶陰虚を疑う［たとえば冷たい物でも，氷が入っていない物を好む］。

- 冷たい物を好む
  - ▶実熱を疑う［氷入りの冷たい物を好む］。

- 酸味の効いた飲み物を好む
  - ▶陰虚に多い。

- アイスクリームのようなネバネバした冷たい物を好まず，かき氷やシャーベットのような物を好む
  - ▶痰熱・湿熱に多い。

4. 渇く条件はありますか？

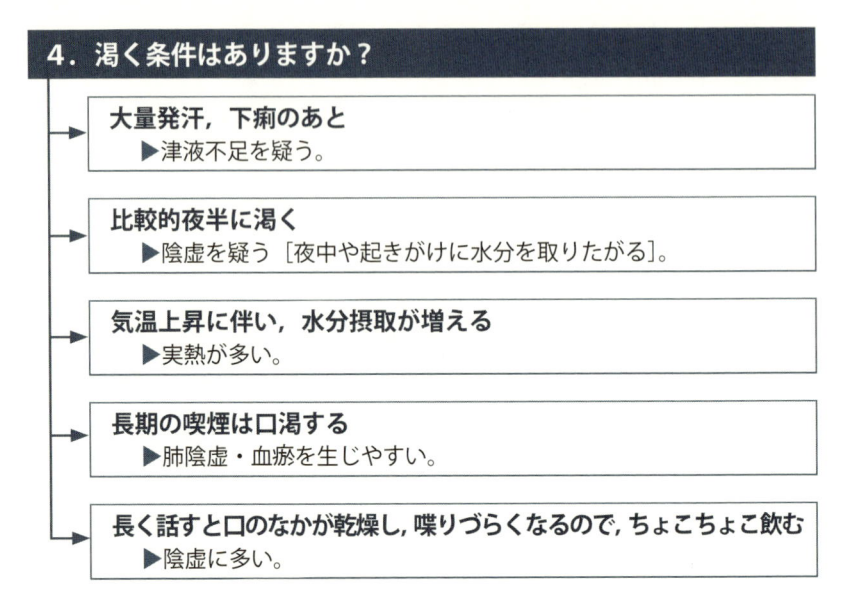

大量発汗，下痢のあと
▶津液不足を疑う。

比較的夜半に渇く
▶陰虚を疑う［夜中や起きがけに水分を取りたがる］。

気温上昇に伴い，水分摂取が増える
▶実熱が多い。

長期の喫煙は口渇する
▶肺陰虚・血瘀を生じやすい。

長く話すと口のなかが乾燥し，喋りづらくなるので，ちょこちょこ飲む
▶陰虚に多い。

補足説明

・主要病理と口渇：痰飲・痰湿があれば，津液の疏通を阻み，咽の乾燥が表れる。
　実熱では咽の津液が消耗しきって，かなり強い渇きを覚える。
　陰虚・血虚は，咽・口内に軽度の乾燥状態を呈する。滋潤作用の低下によるものである。広範囲に乾燥する。
　消渇が進むと，胃陰がかなり消耗している状態になる。水分を摂っても津液に気化させる力がない。そこで頻繁に水分を摂るものの，潤すことができなくなる（水穀を腐熟できない）。
　血瘀で口渇する病理には，以下の2点がある。
　①血瘀で咽に行くべき津液を阻む。
　②血瘀自体が血の生理機能に支障を来している状態ともいえるので，滋潤作用が失われ，渇きを表す（血瘀血虚）。

コラム

協調的自立

　胞宮（子宮）は独立した臓腑である．形が腑に似て，働きが臓に似るので奇恒の腑という．その働きは蔵と瀉である．つまり溜めるか，出す（動かす）かである．月経周期なら非月経期間が蔵で，月経および排卵期が瀉に相当する．

　独立した臓腑とはいえ，五臓に支えられているという面も強調したい．胞宮自体の充実度合いは直接に腎気の盛衰と相関する．その栄養源は心気により運ばれる気血である．また胞宮内では妊娠の準備として，気血精をストックする．これは腎の生殖の精，肝の余血および脾の水穀の精微より転化される．さらに胞宮が蔵に傾く際は脾の固摂，腎の封蔵の協力が必要で，瀉に傾く際は肝の疏泄の影響を受ける．

浮腫

浮腫は内湿・気虚・陽虚の程度を判断するうえで参考になる。

問診ポイント
- ✓ 増悪する条件
- ✓ 増悪因子・緩解因子
- ✓ 浮腫の部位

1. どのようなときに浮腫みますか？

長時間の同一姿勢
▶気虚（推動作用の低下を疑う）［気虚からの気滞湿阻に相当する（入院中・朝の起きがけ・一日中座りっぱなし・正座のあとなどで起こりやすい）］。

疲労
▶気虚（気化作用の低下を疑う）［長時間の歩行のあとなど］。

足を長時間下げた状態
▶気虚（固摂か推動作用の低下を疑う）［長時間の座位や立位のあとなど］。

感冒のあと
▶風寒・風熱に多い［外邪が肺の宣発粛降を阻むケースである］。

月経前
▶気滞湿阻を疑う。

月経中
▶血瘀湿阻を疑う。

- **外傷時**
  - ▶経絡損傷。

- **時間・体位に関係ない**
  - ▶水湿を疑う。

2. どうしたら浮腫みが良く（悪く）なりますか？

- **疲労増悪，休息緩解**
  - ▶気虚を疑う。

- **適度の運動で緩解**
  - ▶気虚（推動低下）・気滞湿阻を疑う。

- **足を高く上げると少し緩解**
  - ▶気虚（固摂低下）を疑う。

- **一般に利尿で浮腫みは緩解する**
  - ▶特に緩解するものは水湿である。

3. どこが浮腫みますか［浮腫みは総じて下肢に表れやすい］

- **面部・上肢**
  - ▶肺との関わりを疑う。

- **どこか部分的な浮腫み**
  - ▶気滞湿阻・血瘀湿阻に多い。

> 補足説明

- 津液と水液（水毒ともいう）：津液は体内で使われるべき液体を指す。水液は使用済みの液体あるいは体内に取り込んだものの，津液に化すことができなかった水分を指し，排泄されるべき液体でもある。
- 気虚3大浮腫
  ① 推動が低下すると，津液・水液も動かず，部分的津液・水液の停滞を引き起こす。気虚湿阻というべき状態になる。
  ② 気化作用の低下によって，正常な津液の生成が減少し，余剰な水分が形成される。さらに水液を排出する働きも低下する。これも気虚湿阻（気虚湿盛）である。工場の生産力が落ち，部品が在庫化している状態に相当する。脾気虚・腎気虚に多い。
  ③ 固摂作用の低下では津液を正常位置に保持できずに，下へ下へと溜まってくる。それゆえ，下半身の浮腫という形をとる。
- 水湿と浮腫：水湿はもとより余剰水液の多い状態である。日頃から浮腫があるか，そこに気虚・気滞などが加わると容易に浮腫の増悪が表れる。

コラム

浮腫と日本人女性

　日頃から浮腫みを訴える方は少なくない。圧倒的に女性に多い。ほとんどのケースでは，検査では異常なし。本人達はかなりお困りの様子。

　月経前の浮腫みなら気滞湿阻が多い。もとより気滞を起こしやすい時期である。同一姿勢で長く続く仕事はさぞご苦労なことであろう。

　月経中なら，血瘀があれば容易に浮腫む。血の停滞が津液・水液の停滞を引き起こすからである。月経痛も激しく，仕事中はつらかろう。

　日頃から下肢の浮腫みのある方も少なくない。気虚湿阻が多い。最近は残業が当たり前になる。気虚がますます進み，ますます以て浮腫みの方が増えることになる。

飲食

飲食の質量は，脾胃の状態・気血津液の程度を知るうえで，きわめて重要な指標である。実際の食事量は胃気の盛衰と関わる。比べて食欲・消化・吸収は脾気の盛衰による。食事量と食欲を分けて聞き入る姿勢が肝要である。また飲食の理想的なあり方として，朝はバランス良く，昼はしっかり，夜は少なめの基本を認識する。中医書風なら「朝好，昼飽，夕少」という感じになろう。

問診ポイント

- ✓ 食生活全般
- ✓ 食量の変化
- ✓ 食欲
- ✓ 随伴症状
- ✓ 食欲低下時の飲食
- ✓ 増悪因子・緩解因子

1. どんな食生活をしていますか？

朝食抜きあるいは飲み物のみ，単品のみ
▶気虚・気血両虚になりやすい。

夕食が遅い・量が多い・偏食
▶痰飲・食滞が生じやすい［長期化すると脾気虚も表れる］。

脂物・甘い物・味の濃い物を多食する
▶痰飲・食滞が生じやすい［長期化すると血瘀も起こる］。

少食・拒食
▶気虚・気血両虚・腎精不足を招く。

飲酒過多
▶痰飲・痰熱・湿熱が生じやすい。

野菜嫌い・野菜不足
▶内熱（特に胃熱）を生じやすくする。

- **辛い物，大量の肉類・卵**
  - ▶実熱（特に胃熱）が生じやすい。

- **肉類・魚介類，卵の長期の不足**
  - ▶血虚・腎精不足を招く。

- **冷飲・冷食の常用**
  - ▶脾胃の陽虚を招くことが多い。

2．食欲はどうですか？

- **食欲低下**
  - ▶脾気虚・中気下陥・湿困脾胃に多い。

- **食欲過剰**
  - ▶胃熱が多い。

- **食べてもすぐにお腹が空き，また食欲が出る**
  - ▶胃火（注12）である。

- **情緒変動で食欲も変動**
  - ▶肝気鬱が絡む。

（注12）胃火：胃の熱邪がさらに亢進した状態と定義する。

3．食欲がないときに食べるとどうなりますか？

（注：ここでは食べすぎるとどうなりますか？　という質問も同じ意味になる）。

- **無理して食べると，悪心・もたれ・下痢など**
  - ▶脾気虚〜脾陽虚に多い。

- **無理して食べると，さらに食欲低下**
  - ▶湿困脾胃である。

- **無理して食べると，腹満・下痢**
  - ▶中気下陥を疑う［空腹時に眩暈・疲労感がある］。

4. 食事の量はどうですか？

食事量低下
▶胃気虚・胃陰虚・中気下陥に多い［軽度の胃気虚では食事量が落ちるというより早く食べることができない。ゆっくりなら入る］。

情緒変動で食事量が増減する
▶肝気鬱が絡む。

食事量が多い
▶胃熱・胃火に多い。

5. ほかに症状はありますか？

食後嗜眠
▶脾気虚・湿困脾胃に多い。

食後のもたれ・腹部の張り
▶脾気虚・湿困脾胃に多い。

食事ごとの軟便・水様便・未消化便
▶脾陽虚・中気下陥に多い。

口乾・便秘
▶胃熱・胃火・胃陰虚を疑う。

大量の水分摂取
▶胃熱・胃火に多い。

早食い
▶胃熱・胃火・肝気鬱に多い。

辛い物や熱い物を食べたとき顔から汗が出る
▶胃熱・胃火に多い。

6. どうしたら食欲異常に伴う諸症状が良く（悪く）なりますか？

> **軽度の食事で緩解**
> ▶軽度の脾気虚。

> **食事を抜くと緩解**
> ▶食滞・脾胃の痰飲に多い。

> **甘い物を食べすぎると四肢がだるくなる**
> ▶脾気虚を疑う。

> **疲労増悪，休息緩解**
> ▶脾気虚・脾陽虚・中気下陥に多い。

補足説明

・痩せる病理：食事量減少で徐々に羸痩を呈するなら，脾胃虚弱～気血両虚か，胃陰虚もしくは脾陰虚である。前者は空腹感自体があまりなく，便溏になる。後者は空腹感があっても食欲・食事量に繋がらず，便秘し，口が乾く。

《注意事項》
・問診の際は日頃の食生活から尋ねるとよい。

味覚

　味覚の異常を問うことで，肝胆・脾胃の病理を推定する。ただし，味覚を区別できない方も少なくはない。よく，口のなかが変，口がまずいと訴える。これは概ね，口淡か口渋であることが多い。

問診ポイント
- ✓ 味覚異常の表現
- ✓ 随伴症状

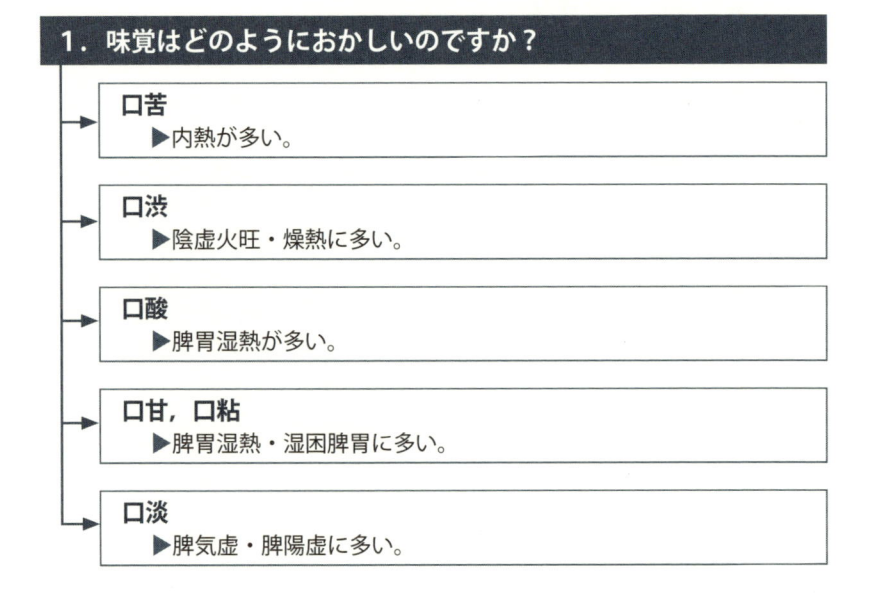

1．味覚はどのようにおかしいのですか？

口苦
▶内熱が多い。

口渋
▶陰虚火旺・燥熱に多い。

口酸
▶脾胃湿熱が多い。

口甘，口粘
▶脾胃湿熱・湿困脾胃に多い。

口淡
▶脾気虚・脾陽虚に多い。

2. ほかに症状はありますか？

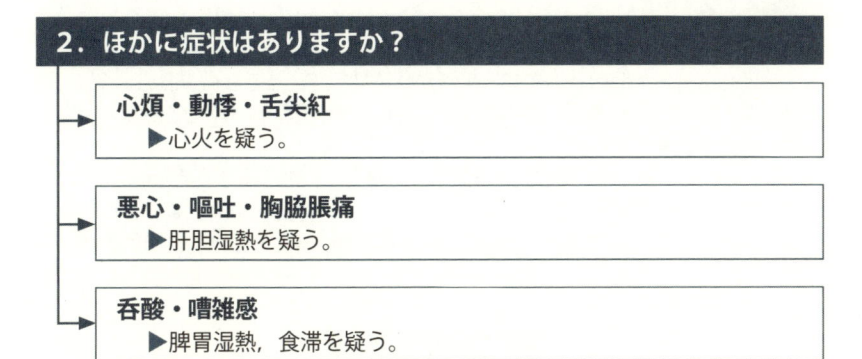

- **心煩・動悸・舌尖紅**
  ▶心火を疑う。

- **悪心・嘔吐・胸脇脹痛**
  ▶肝胆湿熱を疑う。

- **呑酸・嘈雑感**
  ▶脾胃湿熱，食滞を疑う。

補足説明

・口淡と脾陽：口淡は味がしない，もしくは味が薄く感じることを指す。脾気虚〜脾陽虚で起こるが，特に津液・水液の運化失調で表れやすい。ならば味覚には，十分な脾陽と適度な津液が大いに関与しているということなのだろう。
・味覚の臨床的感覚を整理すると以下のようになる。
　①実熱は苦みになる。
　②熱による津液消耗はピリピリする。血虚・陰虚にもみられる。
　③陰虚などで乾燥状態が続くと渋みに変化する。
　④熱に湿が絡むと粘り・甘みが表れる。湿の勢いが強いほど粘る。
　⑤消化不良・胃中に内容物停滞が長引くと口酸する。脾胃湿熱でも起こる。
　⑥脾陽を損なうと味覚機能が減退し，無味となる。

大便

大便は脾胃・大腸の状態を知る手がかりになるばかりでなく，血瘀・気滞・寒熱などを推定するうえで参考になる。回数・形状を中心に押えておく。排便時の感覚も大事である。

二便については，日頃の傾向性を答える方が多い。ただ急性の熱病理などは，この数日の変化が重要になる。このあたりを分けながら尋ねるとよい。基本は日に1～2行で，減れば熱証・津液不足，増えれば寒証・湿邪・痰飲が多い。

問診ポイント
- ✓ 便通の状態（変化した点に注目する）
- ✓ 発症時期
- ✓ 理想の提示

1. 便通はどうですか？

①下痢・軟便系

軟便（食後の軟便や食べすぎ後の軟便に特に多い）
▶脾気虚が多い。

水様便（冷飲冷食のあとになりやすい）
▶腎陽虚・脾陽虚に多い。

便の回数が多い
▶腎陽虚・脾陽虚を疑う［明け方・寒い時間の下痢は脾腎陽虚に多い］。

急な下痢
▶胃の湿熱・寒邪の直中・食滞に多い。

便秘と下痢を繰り返す，腹痛を伴うことも多い，回数に一定感がない
▶気滞・肝気鬱を疑う。

- 肛門に灼熱感があり，急な腹痛・下痢
  - ▶湿熱下注が多い。
- 肛門の下墜感があり，排便後疲労
  - ▶中気下陥を疑う。
- 排便後に疲労
  - ▶脾気虚・脾陽虚・中気下陥に多い。

②便秘・排便困難系

- 数日に1回の排便，毎日でも硬く，排便時間の延長
  - ▶便秘の範囲と考える。
- 兎糞
  - ▶陰虚・血虚に多い。
- 便意の消失
  - ▶陰虚・肝気鬱に多い。ときに気虚でも起こる。
- 残便感があり，排便後もすっきりしない
  - ▶湿熱・肝気鬱に多い。
- ぎっくり腰などで便秘する
  - ▶血瘀が熱化する過程が多い。
- 月経前に便秘
  - ▶気滞・肝気鬱に多い。
- 月経中の便秘
  - ▶陰虚・血虚を疑う。
- 緊張（旅行・来客・試験など）で便秘
  - ▶肝気鬱を疑う。

2．いつからですか？

急性
▶実証が多い。

慢性
▶虚証・虚実挟雑証に多い。

3．スルッとしたバナナ状の便が出ますか？

（注：理想的な状態を提示すると，患者自身が理想形との比較ができる）

コロコロした塊状・いびつな形の便
▶肝気鬱が多い。

コロコロした塊状のものがやっと出る
▶陰虚を疑う。

臭いのないガスがよく出る
▶肝気鬱が多い。

臭いの強いガスが出る
▶食滞・脾胃湿熱に多い。

水様性の便・未消化便が食後に出る
▶脾陽虚・中気下陥に多い。

排便途中に肛門を刺激するため，ウォシュレットを何回も使う
▶陰虚・肝気鬱に多い。

便がべたつき，なかなか拭き取れない
▶総じて湿が絡む。

先が硬く，途中から軟便に変わる
▶脾気虚が多い。

> 補足説明

- 脾陽虚と便：脾陽虚では便溏白が多いが，排便がスムーズに行かないこともある。以下の理由による。

  脾陽虚は，陽気不足から推動・気化作用の低下および寒冷症状が表れる。そのうち便溏白などは，気化の低下によるものである。推動低下が前面に出る場合なら便が出にくく，出た便は軟便となりやすい。
- コロコロ便：肝気鬱のコロコロ便は形に丸みがなく，変形したり，連珠状であったりする。陰虚のコロコロ便は小さい玉のような感じで，1つ1つ出てくる。どちらも出にくいが，肝気鬱のほうは途中勢いがつけば容易に出る。陰虚は最後までふんばらないと出ない感じがある。

第5章 各論―問診レシピ

■ 小便

　津液・水液および膀胱・腎の状態などを推定するうえで参考になる。小便に関しては量・回数が最も重要であるが，色・濃度・勢いなどが必要なこともある。ただし，洋式便器の普及で色・濃度が掌握しきれないのが現状である（特に女性）。大便同様に，日頃の傾向性と急激な変化があるときを分けながら聞く。

問診ポイント
- ✓ 変化した点
- ✓ 随伴症状

1．お小水は変わった点はありませんか？

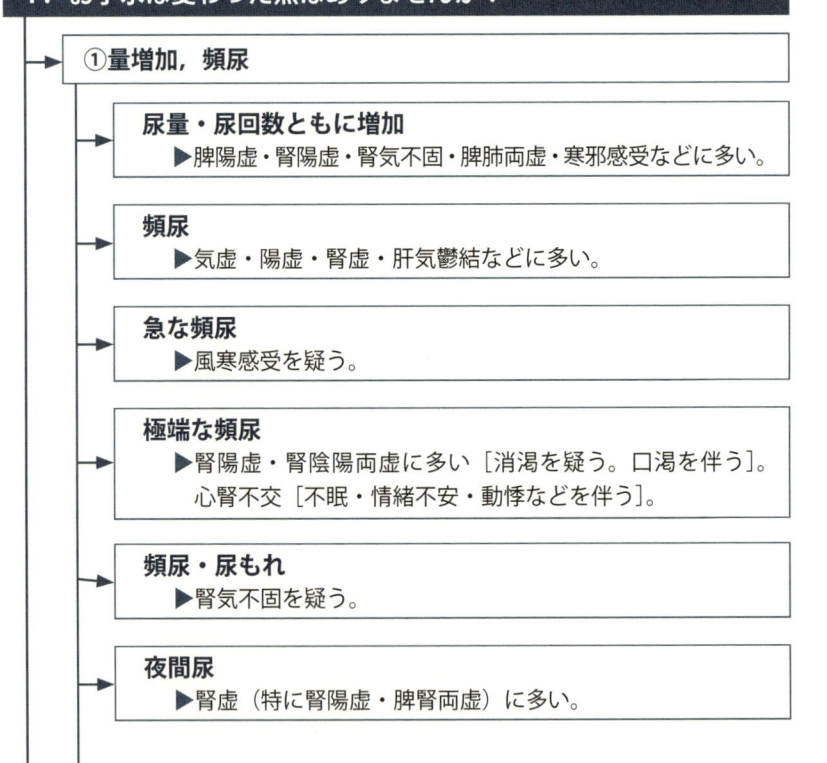

①量増加，頻尿

- **尿量・尿回数ともに増加**
  ▶脾陽虚・腎陽虚・腎気不固・脾肺両虚・寒邪感受などに多い。

- **頻尿**
  ▶気虚・陽虚・腎虚・肝気鬱結などに多い。

- **急な頻尿**
  ▶風寒感受を疑う。

- **極端な頻尿**
  ▶腎陽虚・腎陰陽両虚に多い［消渇を疑う。口渇を伴う］。
  心腎不交［不眠・情緒不安・動悸などを伴う］。

- **頻尿・尿もれ**
  ▶腎気不固を疑う。

- **夜間尿**
  ▶腎虚（特に腎陽虚・脾腎両虚）に多い。

- 夜間頻尿，（一回あたりの）尿量減少，尿黄，煩躁など
  ▶ 心火を疑う。

② 量減少，乏尿

- 尿量減少
  ▶ 陰虚（特に腎陰虚）に多い。

- 急な尿量減少
  ▶ 津液不足である［大量の発汗後に起こりやすい］。

- 灼痛・尿黄
  ▶ 膀胱湿熱が多い。

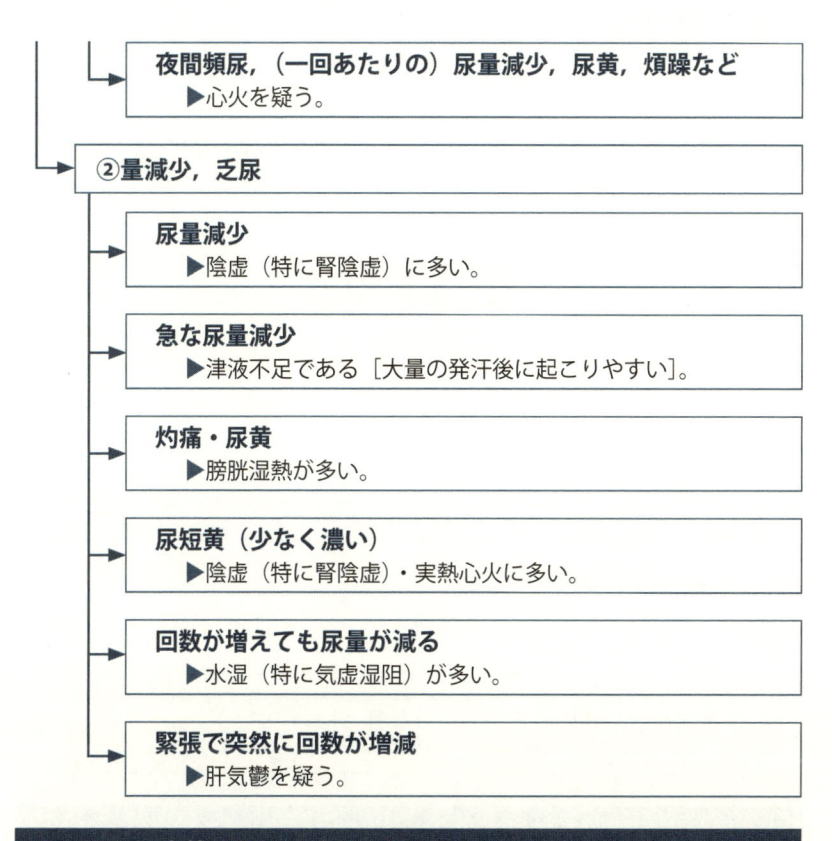

- 尿短黄（少なく濃い）
  ▶ 陰虚（特に腎陰虚）・実熱心火に多い。

- 回数が増えても尿量が減る
  ▶ 水湿（特に気虚湿阻）が多い。

- 緊張で突然に回数が増減
  ▶ 肝気鬱を疑う。

2．ほかに症状はありますか？

- 小腹膨満，尿意が切迫するも渋る
  ▶ 膀胱湿熱が多い。

- 血尿で渋り，かつ差し込むような小腹痛
  ▶ 膀胱の血瘀を疑う。

補足説明

- 気虚と頻尿：頻尿や小便清長は腎との絡みを考えやすい。しかし，気虚の特徴でもある。脾肺両虚でもよく起こる。腎気を含めて，気の固摂低下を主因とする。推動・気化低下なら小便減少や排出困難もありうる。

耳鳴

耳鳴は多様な表現を取る。腎・肝の盛衰，頭面部の気血の状態，熱の趨勢などを推定するうえで参考になる。長期化すれば聴力減退を伴う。

問診ポイント
- ✓ 耳鳴の表現
- ✓ 随伴症状
- ✓ 発症時期

1．どんな感じの耳鳴ですか？

潮騒や太鼓音のような音
▶熱証である［肝火・痰火に多い。ザーザー・ドンドンなどといった表現を取る］。

音が小さく蝉の鳴き声のような音
▶気血両虚・腎虚に多い［ジージー・ジーンという表現を取る］。

2．ほかに症状はありますか？

眩暈・口渇
▶肝火，痰火に多い。

急な耳鳴で，頭痛・発熱・口渇などを伴う
▶風寒の邪が耳部で化熱するか少陽に入る［ガーという感じで，ズキンズキンとした拍動痛を伴うこともある］。

3. いつからですか？

```
急性
  ▶実熱か外感病に多い。
```

> 補足説明

- 腎虚と耳鳴：耳鳴は腎虚の代表症状に挙げられる。これは腎気・腎精の衰えが感覚器において最も反映する器官が耳ということに由来する。ただし前述したとおり，頭部の気血不足は耳鳴を起こす要因になる。それゆえ，この病理に適うものは，すべて耳鳴を起こす可能性がある。脾気虚から頭部の気血両虚で耳鳴が起こることも，臨床上は少なくない。
- 虚証の耳鳴：虚証の耳鳴は静かな所では感知するが，雑音が多い，あるいはほかのことに気を取られると忘れることも少なくない。寝る前や夜中に耳鳴を感じるという人は少なくないが，これに由来する。
- 肝に絡む耳鳴が長期化すると，耳鳴そのものがストレスのもとと化することもある。耳鳴の増減に異常にこだわったり，憤慨するようなことがないかどうか，問診のなかで患者の表情や言葉遣いを意識するように心がける。その場合，総じて肝気鬱，肝鬱化火，肝火上炎を証として配慮する必要がある。

失眠

不眠のことである。心・肝・腎との関わりが強い。また，精神安定のバロメーターとしても有効である。単純に睡眠時間からのみ不眠を定義するのではなく，起きたときの熟睡感・爽快感などを目安に判断する。

一般に6〜8時間の睡眠を必要とする。理想をいえば，午後10時〜午前6時だろう。しかし，夜型大国日本では現状に適さない。譲歩して午前0時〜午前7〜8時までとする。

また一般的には，睡眠は1日の疲労を取るためにあり，体を動かさず，何もしないならば，体も頭も睡眠を必要としないのは当然のことである。これも念頭におき問診する。

問診ポイント
- ✓ 睡眠状態の把握
- ✓ 寝つきについて
- ✓ 途中覚醒について
- ✓ 夢について

1．睡眠のパターンはどんな感じですか？

睡眠不足
▶気血を消耗させる。

就寝時刻が遅い
▶血を消耗する。

2．寝つきはどうですか？

興奮して眠れない
▶肝気鬱・肝火に多い。

入睡困難
▶熱証か気鬱に多い。陰虚内熱・肝気鬱で表れやすい。

- あれこれ心配したり，また眠れないかと心配して眠れない
  - ▶心脾両虚。

- 考えごとをして眠れない
  - ▶肝気鬱を疑う。

- 何となく眠れない
  - ▶陰虚（特に腎陰虚・肝腎陰虚の虚熱）に多い。

- 食後すぐに眠れない
  - ▶胃気不和による。

3．途中で目が覚めますか？

- すぐに目が覚める
  - ▶血虚・陰虚に多い。心血虚・肝血虚・腎陰虚・肝腎陰虚によくみられる。

- 寝つきが悪くても，寝てしまえば起きない
  - ▶肝気鬱を疑う。

4．夢は見ますか？

- 不安・心配のストーリーの夢
  - ▶心血虚に多い。

- 焦り・緊張のストーリーの夢
  - ▶肝血虚に多い。

- 夢は見るが内容を忘れる
  - ▶腎陰虚に多い。

> 補足説明

- 血虚と睡眠：血虚は総じて睡眠が浅い。心血虚では，眠っている割に耳の聞こえがよいという特徴がある。それゆえ，ちょっとした物音で目が覚める。
- 内熱と睡眠：熱病理が亢進すると，中途覚醒後眠れない，あるいは夜通し入睡困難が表れやすい。大きく3つのルートがある。
  ①腎陰虚→陰虚火旺→心腎不交の順に夜中覚醒しやすくなる。
  ②肝気鬱→肝鬱化火→肝火上炎の順に夜中覚醒しやすくなる。
  ③痰気互結→痰火上擾の順に夜中覚醒しやすくなる。
- 肝気鬱と睡眠の逆転現象：肝気鬱は寝つきが悪いが，逆に寝つきが悪いことで肝気鬱を引き起こすという逆パターンもある。つまり，眠りにつけないことで苛立ってくるわけである。寝ることに真剣になりすぎると肝気鬱を引き起こす。

コラム

腎の封蔵

　妊娠中の胞宮は，胎児の発育やその環境保持のため蔵の働きをフル回転させる。それには脾の固摂と腎の封蔵の助けが必要である。ただし，古典では脾の固摂を強調する傾向がある。ここに時代性を垣間見る。大多数の人が食うにこと欠く時代では脾気の力を高め，固摂を高める必要がある。しかし現代の日本は飽食期にある。問題になるのは晩婚化と，それに伴う高齢出産であろう。そこで個々の問題を除くと，安定した妊娠の維持には脾の固摂より，腎の封蔵に重点をシフトする。切迫早産・頸管無力症の予防の意味からも，この視点は是非，頭の隅に置いてほしい。

疲労

　疲労感の自覚はさまざまな場面で起こる。患者が言う「疲れた」には肉体疲労，いわば疲労困憊の状態のほか，やる気が出ない・意欲がわかないなどの精神疲労もある。気虚・気血両虚はもちろん，肝気鬱の疲労もある。

問診ポイント
- ✓ 疲労の条件
- ✓ 随伴症状
- ✓ 増悪因子・緩解因子

1. どういうときに疲れを自覚しますか。

夕方〜夜間
▶気虚（特に脾気虚・腎虚）・気血両虚に多い。

運動後
▶気虚（特に肺気虚・心気虚・脾気虚・腎虚）・気血両虚に多い。

睡眠不足が続いたあと
▶気虚・血虚（特に心血虚・肝血虚）・気血両虚に多い。

空腹
▶脾気虚を疑う。

イベントのあと
▶気虚（特に肝気虚）・血虚（特に肝血虚）が多い。

疲労を訴えつつも，表情・動作と矛盾する
▶肝気虚・肝気鬱を疑う［思考疲労である］。

不快なこと
▶肝気鬱・肝気虚に多い。

- 一般的に肉体疲労を起こさない程度でも疲労する
  - ▶腎虚を疑う。

- 長時間の同一姿勢
  - ▶経絡の気滞・気虚気滞が多い。

2. どんな症状を伴いますか？

- 動悸・息切れ
  - ▶肺気虚・心気虚に多い。

- 咳・呼吸しづらい（息苦しい）
  - ▶肺気虚を疑う。

- カゼをひきやすい
  - ▶肺気虚・衛気虚に多い。

- 熱感
  - ▶気虚を疑う［気虚発熱である］。

- 食事の量・食欲が落ちる
  - ▶脾胃の気虚を疑う。

- 四肢倦怠感・頭重
  - ▶脾気虚が多い。

- 食欲低下・食後すぐの排便
  - ▶中気下陥・脾陽虚に多い［軟便が多い］。

- 下肢倦怠感・頭重・耳鳴など
  - ▶腎虚が多い。

- 不眠・浅い睡眠
  - ▶心血虚を疑う。

- 不安・心配が強くなる
  ▶心血虚・脾気虚に多い。

- 怒り・ため息など
  ▶肝気鬱・肝気虚に多い。

- 入睡困難
  ▶肝気鬱を疑う。

3．どうすると良く（悪く）なりますか？

- 睡眠・休息で緩解
  ▶気虚・気血両虚に多い。

- 軽度の食事で緩解
  ▶脾気虚を疑う。

- 好きなことをして少し緩解，嫌なことを我慢すると途端に悪化
  ▶肝気鬱・肝気虚に多い。

- 休んでも改善しない
  ▶肝気鬱を疑う。

- 動くと緩解
  ▶経絡気滞が多い。

コラム

頭の疲労

　疲れて徐々に頭が巡らなくなるのは虚証である。気虚に多く，頭部に気血が回らない状態である。同じ疲労という言葉を使っても，人生を肯定できない，現状が不満などからくる疲労は質的に異なる。

　私はこうこうあるべきという理想・願望からの乖離が生んだ疲労というべきものがそれだ。

　食事は気を付けています。睡眠も十分確保しています。ジムで運動もしています。でも疲労が取れないのです……。それはそうだろう。いわば思考のあり方，現状のとらえ方に問題がある。不満を長くもつと，肝気鬱から肝気虚の疲労へと流れゆく。有り体にいえば，現状がつらいのである。

精神状態

精神状態を見極めることは，臓腑失調を考えるうえで参考になる。ただし，古典的な七情五志を個々の臓腑と絡めて弁証することはきわめて難しい。現実の人の精神状態は複雑であり，瞬時に揺れ動くものである。

本書ではこの点を考慮し，問診における重要点は，不安状態（不安・心配・憂い・悲しい・恐れ・迷いなど）と興奮状態（怒り・焦り・緊張・過度の高揚感）とに見極めることを提案する。不安状態は虚証に多く，興奮状態は実証に多い（表9）。

これらの精神状態は臓腑失調を起こす一方，臓腑失調もまた，それらの精神状態を悪化させる。

問診ポイント
- ✓ 率直な今の感情
- ✓ その感情が表れやすい場面

1. 今どんなお気持ちですか？

（注：聞き方・聞くタイミングによっては礼を逸することもある。治療中の会話から患者自身が発した言葉をとらえ，「××なのですね」という感じでリピートすることが望ましい。あるいは雑多の会話のなかで，繰り返し患者の精神状態を表す言葉などを注意深くとらえるようにする）

怒り・焦り・緊張
▶肝気鬱・肝鬱化火・肝陽上亢を起こしやすい［怒りが他者ではなく自分自身に向くと，容易に実証から虚証に転化する。特に肝気鬱から肝血虚に転化する］。

不安・心配・憂い・悲しみ
▶気虚（特に心気虚・肝気虚・脾気虚）・血虚（特に心血虚・肝血虚）・腎精不足に多い。

戸惑い・迷い
▶胆気虚・脾気虚・心血虚に多い。

- **過度の高揚感**
  - ▶心火・痰火に多い［過度の高揚感は，激しく気血を消耗するので容易に虚証に転換する。特に心火は心血虚に転化する］。

- **恐れ**
  - ▶腎虚に多い。

2．どのような場面でそれを感じますか？

- **人間関係のもつれ，仕事のトラブルなどで怒り・焦りを感じる**
  - ▶肝気鬱が多い。

- **ひとり静かなとき，ある場面を思い出しながら怒り・焦りを感じる**
  - ▶肝気鬱，心気鬱に多い。

- **就寝前などに不安感が増す**
  - ▶心血虚・肝血虚に多い。

- **人間関係において心配・不安が増す**
  - ▶心血虚・心気虚・脾気虚に多い。

- **決断にあたり迷う**
  - ▶胆気虚に多い。

- **日頃から決めることができない**
  - ▶脾気虚・心血虚に多い。

- **環境変化（引越し・転職・結婚）から不安・恐れが増大する**
  - ▶心血虚・腎虚もある。

表9 臓腑と精神状態

	実証	虚証
ポイント	興奮状態	不安状態
気血津液精から	気鬱・熱証	気虚・血虚・腎精虚損
臓腑から	肝・心	肝・心・脾・腎
特徴	虚に転じやすい	長期化する
心情	怒り・焦り・緊張・過度の高揚感など	不安・心配・憂い・悲しい・恐れ・迷いなど

> 補足説明

- 腎と恐：腎が蔵す恐は，変化に対する順応性の低下として表れる。特に大きく環境が変化するときに恐怖が表れ，それにより腎気が低下することがある。独居老人が田舎から子供のいる都会へ移り住んだあとに，腎虚が急に進む例をよくみる。

第6章

現代医学を用いた問診

> ここでいうジョイント問診とは，現代医学の考え・成果を中医学の文脈に取り入れながら問診を組み立てるという意味である。

ジョイント問診

　現代医学では，各種検査の平均値を標準化し，そこからのズレで状態を把握する手法を常とする。中医学の文脈からは外れるが，部分的な応用なら可能である。現代医学の成果を取り込みながら発展する伝統医学という立場となろう。不妊症を例に記述する。不妊症を例に挙げる理由は，患者の大半が不妊外来と併用するという現実があるからである。

　西洋医学の知識を身に付け，患者と呼吸を合わせながら進めないと，必ずや患者の方からその臨床家は見切りをつけられる。現代医学をジョイントするという立場を肯定・否定する前に見切られるわけである。

不妊症

　古来より婦人科問診の基本は，経・帯・胎・産におかれた。胎・産は妊娠後の特殊状況での話である。通常の胞宮の活動が順調か否かは，経・帯より判断する。

1 月経
1）月経周期

　月経周期はホルモン剤使用時のものではなく，自然周期によるものを尋ねる。周期は 28 日± 3 日が理想である。そのうち低温期（卵胞期）は 14 日前後が望ましい。10 日に満たない，20 日を過ぎる場合は，何かしらの病理を疑う。

- 満たない場合→陰虚・実熱が多い。
- 長すぎる場合→血虚・気血両虚・腎虚・脾気虚などを考える。

　高温期（黄体期）もまた 14 日程度が望ましい。自然周期で 16 日を超えることはまずない。

- 10 日前後→陽気不足が多い。腎精が陽気に転嫁できないこともあるので，腎精不足（生殖の精の不足）も考える。

　基礎体温表（BBT）を提示されることも少なくはない。これも自然周期のものを読む。高低と波形の視点が必要。高低差は排卵の有無を図る指標になる。

- 低温期と高温期の差が 0.3℃以上→排卵している可能性が高い。

　低温期は 36.2 〜 36.5℃程度を基準に，それ以下を低体温，以上を高体温とする。

- 低体温→腎陽虚・腎精不足・脾気虚・気血両虚・心血虚・肝血虚などを考える。全身・胞宮の活動能力の低さを反映する。
- 高体温→内熱・肝鬱化火・陰虚内熱が胞宮に反映したものである。だが現実は少ない。

高温期は 36.7 〜 37.0℃を目安にする。
- 37.0℃を超える→稀有である。問題視する必要はないが，わずかだが甲状腺異常のケースもある。
- 36.7℃を下回る→低体温同様に腎陽虚・腎精不足・脾気虚・気血両虚・心血虚・肝血虚などを考える。なかでも腎陽不足・腎精不足から展開する可能性が高い。

波形はおもに高温期を対象にする。
- ジグザグ型なら肝気鬱に多い。
- 途中に低温期並みの体温に下がる→陽気不足を考える。

排卵後のすばやい体温上昇は，黄体ホルモンの良好な活動状態を示す。
- 体温上昇に日数がかかる→陽気不足・胞宮周囲の衛気不足を考える。

月経が始まっても平温まで下がらないこともある（低温期）。
- 黄体の萎縮不全である→実熱に多い。肝気鬱・胞宮瘀阻（内膜症のケース）でもなる。もしくは以前に投薬した黄体ホルモンがあるなら，その残留の可能性も否定できない。

排卵期・月経期は肝の疏泄の影響を受けやすい。排卵と月経の時期のズレは，肝気鬱・気滞・胞宮瘀阻が多い。もとよりこれら一連の傾向があれば，胞宮の病理も長期化しているものと考えてよい。数周期前からの傾向なら，新たな病理が表れたものとみる。ただ卵巣が左右にあることから，1周期のみでの判定は避けなければならない。

2）月経痛

月経痛は基本的にはない状態を理想とする。

- わずかに痛み，その痛みが月経後半に集中→血・精の不足を考える。
- 月経痛が月経前半に集中，激痛・絞痛で，黒もしくは黒紫の血塊→胞宮瘀阻。血塊ができるまで疼痛が続くという症状も加味されれば，胞宮瘀阻より強い。また月経痛のレベルが上がるほど，胞宮瘀阻の度合いも高くなる。その度合いは，鎮痛薬を飲まないと仕事や家事ができない・服用頻度が高い・鎮痛薬が効かない，あるいは強いものを使用するなどといった回答から推定する。
- 現病歴に子宮筋腫・子宮内膜症・子宮腺筋症・卵巣嚢腫・ポリープ類，卵管・子宮腔の癒着および掻爬をはじめとした子宮・卵巣に関わる手術歴がある→胞宮瘀阻を疑ってみる。
- 月経痛のほか，排卵時痛（排卵前後の少腹痛）・月経時以外の腹痛・性交時痛(注13)・排便痛(注14)のいずれかがある→胞宮瘀阻の可能性がさらに高まる。

(注13) 性交時痛：性交時の疼痛。一定の体位での疼痛は胞宮瘀阻に多い。性的興奮があるにも関わらず，膣内が潤わず摩擦痛が表れるときは，肝腎陰虚・心腎陰虚に多い。

(注14) 排便痛：排便時の肛門奥の疼痛。排便後しばらくは続く。内膜症によるダグラス窩の癒着などの可能性もある。

3）月経量

- 月経過多→胞宮瘀阻に多い。子宮筋腫・子宮腺筋症・内膜増殖症でよくみられる。月経痛を伴うことがほとんどである。血熱・陰虚内熱でも過多にもなるが，こちらは月経痛を伴わず，初日から勢いのある出血になる。まれに気虚もある。
- 月経過少→血虚・気血両虚・腎精不足・肝腎陰虚で表れやすい。

2 帯下

　帯下に関しては，通常の帯下と排卵期の帯下を分けて考える。不妊症で問題にするのは，排卵期の帯下，つまり頸管粘液である。頸管粘液は精子の通過を促すためのもので，形状は卵の白みの如きを良質とする。夫婦間の適合性の問題もあるので，フーナーテスト^{（注15）}をしていれば，その結果を尋ねておく。頸管粘液の有無およびその形状を尋ねる。

- 頸管粘液が少量で希薄→腎精不足〜腎陰虚，全くない，あるいは出ている感覚がないのなら肝腎陰虚が多い。
- 多量で希薄→腎精不足〜腎陽虚が多い。内熱・内湿では粘度が増す。

　（注15）フーナーテスト：ヒュナーテストともいう。頸管粘液と精子の適合性を調べるテスト。不妊症の原因が不明なケースを除けば，その半分は男性の側の問題であるという。男性の側の問題なら，そのあとに精子不動化試験。女性の側の問題なら，不妊スクーリング検査に移行する。

3 着床力

1）内膜の厚さ

　不妊治療最大の壁の1つは，子宮内膜の薄さ・硬さにある。

　一般に，内膜の厚さは排卵時に15mm以上を理想とし，10mm以上超えることを目標にする。その質も柔らかいほうが着床に有利に働く。よく女性誌の特集で「厚くてフカフカなベッドのような内膜」と形容されるのはこれを指す。

　内膜の厚さはエコーで測ることができる。内膜の剥がれ落ちたものが経血のかなりの部分を占めるという視点から，内膜の厚さは経血量に関係する（ほかに血流量・分泌液とも関連する）。

- 内膜が薄いケース→多くは虚証である。腎精不足・腎陽虚・気血両虚・肝血虚・心血虚などがある。腎精不足は，生殖の精の減少あるいは活動性の鈍化を指す。

第6章　現代医学を用いた問診

> **補足説明**

　生殖の精は，胞宮内の気血の生成を幇助する。
　腎精が不足すると，内膜の薄化・卵胞の未成熟・頸管粘液の減少などが表れやすい。卵胞ホルモン（E2 など）・黄体ホルモン（P4 など）・抗ミュラー管ホルモン（Anti-Mullerian hormone：AMH）などが低いことも多い。
　腎陽不足は，総じて体温は低めである。黄体期の体温上昇が悪いほか，黄体期・卵胞期ともに低体温を表すことが多い。低温期（卵胞期）に 36℃に満たない方，排卵しない方もいる。血を内膜に転嫁させるだけの陽気がないのだろう。内膜は総じて薄い。
　気血不足は，脾気虚からの気血の生成不足，肝血虚で胞宮内への気血の供給低下などで起こる。腎精不足と同様の傾向を示すほか，経血量の減少・低温期（（卵胞期）の延長などが表れやすい。
　心血の不足は，全身の血不足として表れやすい。女性は余血を胞宮の気血にあてがうため，そこに血不足を表す。それが内膜の薄さとして表現される。また，心血不足から神の営養が失われると精神不安を起こす。
　肝血虚で肝の陰陽失調が起こると肝気鬱を併発し，鬱々とした感情が表れる。どちらも精神活動の快活さを失い，子宮（胞宮）の活動を促す卵胞刺激ホルモン（FSH）・黄体化ホルモン（LH）に影響することもある。

2）内膜の硬さ

　現在，現代医学では内膜の硬さを測る指標をもち合わせていない。経血の状態・血塊の形状をもって硬さを推定している。結論から述べると，内膜の硬さについては，大なり小なり血瘀が関与する。
　今一度，胞宮瘀阻を整理すると以下の特徴になる。

　　① 月経痛：激痛・絞痛。疼痛は月経前半に多い。血塊を出し切るまで疼痛が続く。
　　② 非月経時の痛み：排卵時痛・性交時痛・排便痛。
　　③ 血塊：黒・黒紫の血塊。
　　④ 経量：過多。
　　⑤ 現病歴に子宮筋腫・子宮内膜症・卵巣嚢腫・子宮腺筋症・ポリープ，卵管・子宮腔の癒着および子宮・卵巣に関わる手術歴などがある。

付記：月経の始まりが経血（液体）というより，血の混ざったおりものの
ようなものから始まる方も少なくない。半日ほどで経血に変化する
が，この期間が長いほど内膜は硬いと考えている。これも血瘀に多
い現象である。

3）内膜の感受性

　好条件の胚移植，たとえばグレードの高い受精卵，内膜も 15mm 以上で
あっても全く反応しないケースなどがある。いわば，内膜が受精卵を受け入
れる能力に欠ける状態である。これを内膜の着床力が低い状態と定義する。
　内膜感受性の低い状態では，黄体ホルモンやそれを含む混合ホルモンな
どを使用しても，内膜の厚みが増さないことも多い。
　このケースでは，臨床からみると血瘀が圧倒的に多い。なかでも虚実挟
雑，特に腎虚血瘀に最も多い。ついで血虚血瘀と続く。
　個人の見解として，これもまた内膜の硬さという問題に帰着する。
　この本質は，内膜内の血流量の減少あるいは停滞にあるように思う。た
とえば，内膜の増殖に伴う螺旋動脈の増殖が低下しているのでは，と考え
てみたりする。

【治験例：活血で奏効した例】

［初診］2012 年 2 月，34 歳。
［主訴］不妊症。前段階的主訴：月経痛。
［症状］激しい絞痛を伴う月経痛。ロキソプロフェンナトリウム水和物内
　　　　服，ジクロフェナクナトリウム坐薬（5 日目まで），月経過多，周
　　　　期延長，大きな血塊あり，ときに不正出血，排卵時あたりの鼠径
　　　　部痛および大腿内側痛。
［経過］学生時代より月経痛。2006 年に結婚。妊娠希望のため内膜症の手

術をする。右卵巣を全摘出（卵巣嚢腫）。左卵巣チョコレート嚢胞（約 6cm）・左卵管癒着および卵管水腫を処置。そのあと不妊治療に移行したが結果を得られず，2011 年に異型内膜増殖症と診断される。2011 年 6 月〜2012 年 1 月まで計 5 回の掻爬歴あり。2011 年 9 月からメドロキシプロゲステロン酢酸エステル，翌年 1 月桂枝茯苓丸を服用。

［弁証］胞宮瘀阻（胞宮血瘀）。
［処方］芎帰調血飲第一加減・田七人参エキス・莪朮・紅花・三稜。
［経過］服用後 2 周期目では月経痛減少。水腫傾向は継続。時折不正出血あり。紆余曲折はあるものの，上記処方をベースに 1 年間服用で諸症状は改善に向かう。その間，排卵 16 日前後，周期 30 日でほぼ安定する。2013 年 4 月に採卵（3 個の卵を胚盤胞まで卵割でき，凍結に至る），同年 5 月胚盤胞移植（BT）で妊娠確認。現在 22 週を経過するも，順調に育っているという報告を受ける。

4 胎・産（第 2 子不妊）

胎は妊娠中の状態を指す。産は出産および産後の状態を指す。

胎産について把握することは，妊娠・出産・産後のケアだけでなく，第 2 子不妊にも繋がる情報となる。第 2 子不妊の問診ポイントは，第 1 子妊娠中および産後にある。

1）妊娠中
- 第 1 子妊娠中に，頸管無力症・早産・切迫流産傾向があったかどうかなどの既往歴を問う→中気下陥を含めた気虚・気血両虚・腎気虚に多くみられる。

2）出産
- 出産に関しては微弱陣痛→気虚・腎気虚に多い。
- 難産→血虚・気血両虚・腎精不足になりやすい。しかし，現在このケースはそう多くはない。

3）授乳
- 産後の乳汁分泌不足→血虚・気血両虚・腎精不足などに多い。このケースは乳房の張りが少なく，乳房マッサージで改善しにくい。
- 乳房が張っていても乳汁が出てこない→気滞・肝気鬱に多い。このケースは，乳房マッサージが効果的である。
- 頻繁に乳腺が詰まったり，シコリができたり，甚だしければ乳腺炎→肝気鬱・気虚気滞に多い。
- 長すぎる授乳→気血・腎精を消耗する。1年半以上は要注意である。授乳期間の長さも第2子不妊に影響を与えやすい。

4）産後
- 産後うつ状態（妊娠中も含める）→心血虚・心脾両虚に多い。
- 産後に赤ちゃんの夜泣きが激しい，育児を手助けする人がいないなどは，睡眠不足・焦り・過労などを引き起こす→心血虚・肝血虚・肝気鬱になりやすい。
- 産後の職場復帰が早すぎることも条件として挙げる。1年以内の復帰は要注意である。仕事と子育ての両立は，ことのほか疲労・心労の蓄積に繋がる→気虚・気血両虚になりやすい。

以上の条件が揃えば第2子不妊になりやすい（**表10**）。見てのとおり，第2子不妊は虚証を中心に展開することが多い。血瘀があっても虚実挟雑

表10　第2子不妊の条件

古典的条件	難産
現代的条件	第1子妊娠中のトラブル
	授乳のトラブルや授乳期の長さ
	育児による心身の疲労
	早期の職場復帰

病理を取る。

　血瘀単独の人は，第1子の出産で血瘀が改善されるケースも少なくなく，第2子不妊には至らないことが少なくない。

心理的フォロー

　不妊問診で最も気づかう点は，この治療がきわめて終着点の見えにくいことと大いに絡む。患者は常に不安と隣り合わせにいる。

　来周期にゴールが来るのか，3年後がゴールかがみえない。10年後かもしれない。現実に，第1子流産を機に31歳で不妊外来に通い出し，42歳で出産するまで，11年を要した方もいた。その間，いかに良好な精神状態を保つかが重要である。

　問診を通した治療会話のなかで，患者の精神をフォローすることも役割の1つである。3つのパターンを用意する。不妊症以外にも十分応用できる。

1　褒める問診（不安な人に）

　自信喪失から不安心理が増大するケースに用いる。

　不安は心血を消耗する。腎精の消耗に展開するケースもある。不安が頭のなかで満杯になり，それ以外の思考に及ばなくなる。その心配も解決策

には至らず，ほとんどは堂々巡りする。

ほんの小さなことでも，少しの改善結果でも，そこに焦点を当てて褒めてあげるようにする。患者の口から「元気をもらえた」という言葉が出れば，自分も褒めてあげよう。

2　諫める問診（焦る人に）

不妊治療に最も多いケースでもあるが，予想以上の治療過程の長さのため，焦躁感が前面に出てくる。ドクターショッピングの見切りも早く，ネットを使って関連する知識を漁り，さらに焦りを増大させる。

肝気鬱・肝鬱化火・肝気上逆などになりやすく，長期化すると肝血・肝陰の消耗に展開する。ひいては腎精の不足に到達することになる。

患者自身が作っている焦りの要素を指摘して，さらに提案を行う。たとえば，生活に「間」をもたらすようなペットを飼う，家庭菜園をする，洋服をリフォームする，月を眺める，などである。

直接の改善策，たとえばネット閲覧の禁止などは抵抗が大きく，さらに焦りを増大しかねない。

3　励ます問診（飽きる人に）

おもに飽きっぽい人，腰の落ち着かない人に用いる。妊娠しやすい体づくりには，それ相応の時間がかかる。すぐに飽きて，次にもっと良い方法はないかと考える。これではどこに行っても，何をしても，結果は出ないだろう。良くなった部分，あるいはこれから治そうとする部分を教えてあげながら，横で一緒に歩く姿勢を示す。励ますといっても，頑張りましょうと強調するのではない。段階的目標設定で，先を示す姿勢が肝要である。

索引

あ

浅い睡眠 …………………………… 161
味の濃い物を多食する ………… 142
汗 ……………………………………… 98
　出やすい―― …………………… 59
焦り ………………………… 92, 108, 164
温かい物を好む ………………… 135
頭の疲労 ………………………… 163
悪化
　回想―― ………………………… 34
　前・後屈ともに―― …………… 40
　冷たい風で―― ………………… 25
　動則―― ………………………… 30
　疲労―― ……………… 39, 40, 62
　夕方―― ………………………… 62
脂物を多食する ………………… 142
甘い物を多食する ……………… 142

い

胃陰虚 ……………… 112, 113, 135, 144
胃火 ……………………………… 143, 144
怒り ……………………………… 162, 164
畏寒肢冷 …………………………… 96
胃気虚 ………………… 112, 113, 144
息切れ …………………………… 161
息苦しい ………………………… 161
胃気不和 ………………………… 157
胃痛 ……………………………… 112

一過性の睡眠不足 ……………… 43
胃熱 …………………… 112, 135, 142, 144
胃の血瘀 ………………………… 40
胃の湿熱 ………………………… 148
胃部の鈍痛 ……………………… 110
イベント時の緊張 ……………… 29
イライラ ………………………… 92
　――感 ……………………… 110, 122
陰虚 ………………… 42, 91, 92, 99,
　　　　　　　100, 134, 149, 150
陰虚火旺 …………………… 91, 146
陰虚血瘀 ………………………… 63
陰虚内熱 …………………… 92, 156
飲酒過多 ………………………… 142
飲食 ……………………… 118, 142
隠痛 ……… 84, 102, 107, 112, 116, 125

う

鬱熱 ………………………………… 36, 92
憂い ……………………………… 164

え

衛気虚 …………………… 91, 95, 98, 161
易怒 ……………………………… 104

お

嘔吐 ……………………………… 147

索引

大きな穴が空いたような冷感 …… 39
悪寒 ………… 91, 94, 98, 104, 125, 130
悪心 …………………………… 87, 110, 147
恐れ …………………………………… 165
悪風 …………………………… 91, 94, 98
音・接触に敏感 ……………………… 42
温度 …………………………………… 22

か

下肢倦怠感 ………………………… 161
カゼをひきやすい ………………… 161
肩こり ……………………………… 120
過度の高揚感 ……………………… 165
悲しみ ………………………… 33, 164
下半身が冷えやすい ……………… 39
肝鬱化火 ……………………… 92, 164
寒湿 ………………………………… 128
緩解
　動いているうちに痛みが── … 30
　動き始めは── …………………… 30
　動くと── ……… 45, 121, 126, 162
　運動で── ……………………… 111
　嘔吐で── ………………………… 46
　加温── 　36, 39, 96, 113, 121, 126
　加冷── …………………………… 44
　乾燥の軽重で── ………………… 47
　起床後から徐々に── …………… 45
　起床時── ……………………… 31, 62
　休息── 　28, 30, 31, 38, 39, 43, 104,
　　　　　121, 126, 130, 139, 145, 162
　軽度の食事で── ………… 145, 162
　月経で── ………………………… 36
　好天時── ……………………… 23, 46
　熟睡で──傾向 ………………… 43

食事を抜くと── ………………… 145
睡眠で── …………………… 114, 162
好きなことで── ………………… 111
静止状態でやや── ……………… 130
静止で──あるいは不変 ………… 40
晴天時── ………… 25, 36, 121, 130
体操・運動など積極的行動で──
　………………………………………… 36
楽しいことをしたときに── … 34
楽しい思考だけで── …………… 34
適度の運動で── ………………… 139
適度の湿度で── ………………… 47
適量の食事で── ………………… 114
入浴で── …………………… 36, 111
排尿で── …………………… 36, 46
排便で── …………… 36, 41, 118
発汗で── …………… 36, 46, 121
冷やすと── ……………………… 25
眼の休息で── …………………… 43
矢気（オナラ）が出ると── … 118
横になると── …………………… 28, 38
連続休暇で── …………………… 29
緩解因子 …………………………… 21
肝火上炎 …………………………… 110
肝気鬱 …… 36, 103, 110, 113, 114, 118,
　　　　 120, 121, 122, 125, 126, 129, 130,
　　　　 143, 144, 148, 149, 150, 153, 156,
　　　　 157, 160, 162, 164, 165
肝気鬱結 ………………………… 152
肝気虚 ………………… 38, 160, 162, 164
肝気犯胃 ………………………… 114
寒凝気滞 ………………………… 36
寒凝血瘀 ………………… 96, 129
肝血虚 ………… 43, 120, 121, 122, 128,
　　　　　　　　　157, 160, 164, 165

寒湿 ……………………… 96, 99, 130
寒邪感受 ……………………… 97, 152
寒邪直中 ……………………… 112, 148
肝腎陰虚 ………… 99, 120, 129, 157
寒滞肝脈 ……………………………… 117
肝胆湿熱 ……………………………… 147
寒熱往来 ………………… 91, 95, 110
肝陽上亢 ………… 92, 103, 122, 164
緩和
　気持ち良い状況で—— …………… 38
　水分補給で——しない ………… 47
　日中は変わらないか, やや—— … 40
　熱を帯びるくらいの推動力（運動
　など）で—— …………………… 45

き

喜按 ………………………………… 107
気化作用の低下 …………………… 138
効きすぎたエアコン ……………… 27
気虚 ……………… 38, 96, 98, 102,
　　　　　　　　125, 131, 142, 152
気虚湿阻 …………………………… 153
気虚内湿 …………………………… 24
気虚の日常表現 …………………… 39
気虚発熱 ……………………… 92, 161
気血の総量 ………………………… 31
熱結陽明証 ………………………… 117
気血両虚 …… 39, 129, 131, 142, 160, 162
季節 ………………………………… 22
基礎体温が上がらない …………… 39
基礎体温表（BBT）……………… 168
気滞 ……… 36, 120, 126, 129, 148, 149
気滞血瘀 ………………… 102, 120, 121
気滞湿阻 ……… 36, 120, 121, 138, 139

気滞の日常表現 …………………… 37
気の疏通 …………………………… 31
急性病 ……………………………… 17
拒按 ………………… 41, 62, 107, 117
胸脇脹痛 …………………………… 147
胸痛 ………………………………… 106
脇痛 ………………………………… 110
胸悶 ………………………………… 86
居住環境 …………………………… 26
緊張 ………………… 92, 108, 164
　——で便秘 ……………………… 149

く

空痛 ………………………… 84, 102
空腹 ………………………………… 160
　——時腹痛 ……………………… 118
　——で必要以上の疲労感を覚える
　……………………………………… 38

け

経質粘稠 …………………………… 87
経絡気滞 ……………………… 107, 162
経絡阻滞 …………………………… 100
経絡の気虚 ………………………… 39
激痛 ……………… 85, 112, 117, 124, 129
血瘀 ……… 40, 96, 102, 111, 113, 124,
　　　　　126, 128, 135, 142, 149
血瘀化熱 …………………… 41, 92, 129
血瘀湿阻 ……………………… 138, 139
血瘀阻絡 …………………………… 128
血虚 ………………… 42, 99, 102, 149
血虚・陰虚の日常表現 …………… 44
血虚肝鬱 ……………………… 110, 111

索 引

月経
　——過少 …………………………… 170
　——過多 ……………………… 42, 170
　——が始まっても平温まで下がらない …………………………… 169
　——時以外の腹痛 ………………… 170
　——周期 …………………………… 168
　——中の便秘 ……………………… 149
　——痛 ……………………… 104, 170
　——前に便秘 ……………………… 149
　——量 ……………………………… 170
下痢 …………………………………… 148
眩暈 …………………………………… 125
倦怠感 ………………………… 122, 125
牽痛 …………………………………… 113
健忘 …………………………………… 86

こ

高温期（黄体期） ………………… 168
口渇 …………………… 91, 110, 134
口乾 ………………………… 134, 144
口甘 ………………………………… 146
口苦 ………………………… 110, 146
口酸 ………………………………… 146
口渋 ………………………………… 146
高体温 ……………………………… 168
口淡 ………………………………… 146
絞痛 ……………… 83, 107, 112, 117, 170
口粘 ………………………… 110, 146
肛門に灼熱感 ……………………… 149
肛門の下墜感 ……………………… 149
固摂 ………………………………… 138

さ

差し込み …………………………… 117
差し込む痛み ……………………… 113
三因論 ………………………………… 53
産後 ………………………………… 175
酸痛 ……………………… 84, 107, 129
竄痛 …………………………………… 83

し

自汗 …………………………………… 98
子宮内膜 …………………………… 171
ジグザグ型 ………………………… 169
四肢倦怠感 ………………………… 161
持続痛 ……………………………… 111
刺痛 ……………… 83, 102, 107, 111, 113
湿温潮熱 ……………………………… 91
疾患の木 ……………………………… 14
湿困脾胃 ……………… 143, 144, 146
湿邪 ………………………………… 102
湿邪感受 …………………………… 120
湿熱 ……………… 128, 129, 135, 142, 149
湿熱下注 ………………………… 117, 149
失眠 ………………………………… 156
嗜眠 ………………………………… 86
灼痛 …………… 82, 91, 112, 117, 129, 153
出血過多 …………………………… 42
出産 ………………………………… 175
授乳 ………………………………… 175
消渇 ………………………… 135, 152
情緒変動 …………………………… 130
上背部のこわばり ………………… 124
小腹痛 ……………………………… 153
小腹膨満 …………………………… 153

小便	152
少量の水分を頻繁に飲む	134
食後嗜眠	113, 144
食後すぐの排便	161
食後のもたれ	144
食後腹痛	118
食事ごとの軟便	144
食事量が多い	144
食事量低下	144
食滞	142, 145, 147, 148, 150
食欲が落ちる	161
食欲過剰	143
食欲低下	143, 161
食欲不振	79
食量減少	113
暑邪	134
腎陰虚	44, 131, 153, 157
腎陰陽両虚	152
津液停滞	45
津液不足	47
——の日常表現	48
心火	147
心下痞	87
心気鬱	165
心気虚	58, 121, 122, 125, 160, 161, 164, 165
腎気虚	131
腎気不固	152
腎虚	38, 104, 121, 122, 125, 128, 131, 152, 160, 161, 165
腎虚頭痛	104
心血瘀阻	106, 107, 121, 124
心血虚	43, 99, 120, 157, 160, 161, 162, 164, 165
心腎不交	152
腎精不足	142, 164
心中懊悩	87
心配	164
心煩	104, 147
心脾両虚	157
心陽虚	39, 100
腎陽虚	96, 100, 116, 117, 130, 131, 148, 152

す

水飲内停	24
水湿	128
推動作用の低下	138
睡眠障害	122
睡眠不足	156, 160
水様便	144, 148
頭暈	104
すぐに立位が取れない	30
頭重	161
頭痛	102, 122

せ

生活スタイル	28
正気不足	98
性交時痛	170
精神状態	164
精神的ストレス	32, 114
掣痛	83, 117, 129
咳	161
舌色	109
舌尖紅	147
背中の張り	110
前屈で痛みが増す	31

索 引

そ

増悪
- 足首を固定された履物で―― … 38
- 暑い日に―― ……………………… 25
- 脂物を食べて―― …………… 38, 46
- 勢いのある風で―― ……………… 25
- 上からの圧迫で―― ………… 31, 32
- 動いている途中から―― ………… 30
- 動き始めに――（動則悪化）… 30
- 動くと―― ………………………… 40
- エアコンの風もまた加冷―― … 36
- 重い物を食べて―― ……………… 38
- 加温―― …………………… 44, 126
- 風に当たって―― ………………… 43
- 辛いものの過食で―― ………… 114
- 加冷―― 36, 39, 96, 113, 121, 126
- 乾燥の軽重で―― ………………… 47
- 乾燥の時期に―― ………………… 43
- 寒冷時―― ………………………… 24
- 起床時の動き出しでの―― …… 30
- 起床時は―― ……………………… 31
- 喫煙過多による―― ……………… 47
- 極端な温度差でも―― …………… 38
- 嫌いなことに遭うと―― ………… 38
- 空腹で―― ……………………… 114
- 車の運転中での―― ……………… 31
- 後屈で―― ………………………… 40
- 酒を飲んでさらに―― …………… 46
- 酸痛で疲労―― ………………… 130
- 刺激物の過食で―― …………… 114
- 手術で―― ………………………… 44
- 出産過多・性行為過多などで―― 44
- 情緒変動が―― …………………… 36
- 上腕の使用過多で―― ………… 121
- 食後―― …………………………… 46
- 食事の量が減少で―― …………… 43
- 心労・過労ともに―― …………… 43
- 心労で―― ………………… 43, 121
- 睡眠中から起床直後まで―― … 45
- 睡眠中に拍動痛が―― …………… 41
- 睡眠不足で―― …………… 38, 43
- 静止状態で―― …………………… 41
- 静止で―― ………………………… 45
- 精神的ストレスによる―― …… 33
- 反ると―― ……………………… 130
- 大量出血で―― …………………… 44
- 団体行動のあとに―― …………… 39
- 暖房による―― …………… 27, 47
- 長時間の座位からの動き出しで
  ―― ……………………………… 30
- 長時間の座位で―― ……… 38, 45
- 長時間の座位などの行動制限で――
  ―― ……………………………… 36
- 梅雨時―― ………………………… 23
- 同一姿勢で―― ……… 121, 126, 130
- 曇天時―― ……… 23, 46, 121, 130
- 日没から夜間にかけて―― …… 40
- 濃厚な物を食べて―― …… 38, 46
- 発汗過多で―― …………………… 38
- 発熱も，発汗・傷陰から津液不足
  を―― …………………………… 48
- 早喰いでも―― …………………… 38
- 疲労―― ……… 28, 30, 31, 38, 104,
  121, 126, 139, 145
- 不快感で―― ……………………… 36
- 冬の雨で―― ……………………… 24
- 便秘などで―― …………………… 41
- 歩行―― ……………… 31, 38, 130
- 満腹感以上に食べれば―― …… 38

眼の使用過多で—— ……… 43, 121
　夜中——（室温の低下）……… 36
　冷飲で—— ………………… 114
　冷食で—— ………………… 114
　連続的な揺れで—— ………… 46
　老化で—— …………………… 44
増悪因子 ………………… 18, 21
嘈雑感 ……………… 110, 113, 147
燥邪 ………………………… 134
燥熱 ………………………… 146

た

体温上昇に日数がかかる ……… 169
帯下 ………………………… 171
体重減少や筋肉の羸痩 ……… 43
大腸血瘀 …………………… 117
第2子不妊 ………………… 174
大便 ………………………… 148
太陽頭痛 …………………… 105
大量の水分摂取 …………… 144
大量の水分を頻繁に飲む … 134
多痰 ………………………… 108
多夢 …………………… 110, 122
ため息 ………………… 110, 162
痰飲 ……… 45, 106, 107, 135, 142
痰飲・内湿の日常表現 ……… 46
胆気虚 ………………… 164, 165
痰湿 …… 45, 100, 112, 120, 121, 135
痰湿壅肺 …………………… 107
痰熱 …………………… 135, 142

ち

着床力 ……………………… 171

中医書の作法 ……………… 59
中気下陥 … 143, 144, 145, 149, 150, 161
潮汗 ………………………… 99
長期の睡眠不足 …………… 47
長時間の同一姿勢 ………… 161
脹痛 … 82, 102, 107, 111, 112, 124, 129
重痛 …………… 84, 112, 117, 129
潮熱 ………………………… 117
治療問診 …………………… 2

つ

冷たい物を好む …………… 135

て

低体温 ………………… 97, 168
手先足先を忙しく動かす人 …… 75
手を胸に添えている人 ……… 75
天候 ………………………… 22

と

盗汗 ………………………… 99
動悸 …………………… 147, 161
頭頂痛 ……………………… 103
同類求引 …………… 22, 24, 36
低温期並みの体温に下がる ……… 169
兎糞 ………………………… 149
戸惑い ……………………… 164
度を超えた興奮 …………… 29
呑酸 ………………………… 147
鈍痛 …………… 107, 112, 125, 129

な

内湿	46
内熱	146
内膜の厚さ	171
内膜の硬さ	172
内膜の感受性	173
軟便	130, 148

に

日晡潮熱	91
入睡困難	156, 162
入絡血瘀	40, 128
尿黄	153
尿後余瀝	87
尿もれ	152
尿量減少	153
尿量増加	97, 130
妊娠中	174

ね

熱感	161
寝つきが悪い	110
熱結陽明証	117

は

梅核気	86
肺気虚	38, 121, 122, 125, 160, 161
背部痛	124
排便後疲労	149
排便後もすっきりしない	149
排便痛	170
肺陽虚	96
排卵期・月経期	169
排卵時痛	170
排卵と月経の時期のズレ	169
歯ぎしり	122
激しい圧痛	62
発汗	12, 90, 94, 98
発汗過多	47
発熱	90, 94, 98, 104, 117, 125
歯の食いしばり	122
早食い	144

ひ

脾胃気滞	125
脾胃湿熱	100, 146, 147, 150
脾胃の痰飲	145
脾胃陽虚	96
冷え	117
脾気虚	92, 112, 113, 121, 122, 142, 143, 144, 145, 146, 148, 149, 150, 160, 161, 162, 164, 165
脾虚	38
脾腎陽虚	148
脾腎両虚	130, 152
必要以上の乾燥	27
脾の運化失調	79
脾肺両虚	152
痞満	113
脾陽虚	39, 100, 116, 117, 130, 143, 144, 145, 146, 148, 149, 150, 152, 161
疲労	38, 92, 122, 125, 138, 160
——悪化	39, 40, 62
——で手先が冷える	39

頻尿 ……………… 97, 117, 130, 152
　──で尿が渋る ……………… 117

ふ

不安 ……………………… 33, 162, 164
　──感 ……………………………… 42
　──感の程度がそのまま緩解因子
　　になる ………………………… 42
　──感の程度がそのまま増悪因子
　　になる ………………………… 42
風寒化熱 ………………………… 91
風寒感受 ………… 91, 94, 95, 98, 124,
　　　　　　　　　　125, 129, 130, 152
風寒侵襲 ……………………… 120
風湿 ……………………………… 95
風燥 ……………………………… 95
風熱感受 …………………… 91, 102
腹痛 …………………………… 116
腹部の張り …………………… 144
浮腫 …………………………… 138, 141
物理的圧迫 …………………… 32
不妊症 ………………………… 167
不眠 …………………………… 161

へ

便意の消失 …………………… 149
偏頭痛 ………………………… 103
片頭痛 ………………………… 103
便溏白 ………………………… 117
便秘 …………………… 113, 117, 144, 149

ほ

胞宮瘀阻 ……………… 117, 131, 170
胞宮気虚 ……………………… 38
胞宮気滞血瘀 ……………… 117, 118
胞宮血虚 …………………… 131
膀胱湿熱 ……………………… 117, 153

ま

麻木 ……………………………… 86
迷い …………………………… 164
慢性病 ………………………… 21

み

味覚 …………………………… 146
未消化便 ……………………… 144
耳鳴 …………………… 104, 154, 161

む

無汗 ………………………… 91, 98

め

眼でこちらの表情を追う人 ……… 75
眼の奥の痛み ………………… 122
眼の乾き ……………… 110, 122
眼をパチパチさせる人 ……… 75

も

目赤 …………………………… 110
問診十法 ……………………… 6, 35

索 引

問診手順 ……………………………… 61
悶痛 ……………………………… 84, 107

や

夜間尿 ……………………………… 15, 152

よ

陽萎 ……………………………… 87
陽虚 ……… 38, 39, 96, 98, 129, 130, 152
養生問診 ……………………………… 2
腰痛 ……………………………… 128
腰部血瘀 ……………………………… 40
予備問診 ……………………………… 49, 77

る

類似求引 ……………………………… 22, 24

れ

冷飲 ……………………………… 143
冷食 ……………………………… 143
冷痛 ……………………………… 82, 129
冷房の効いた屋内に長時間いる … 27
攣痛 ……………………………… 83, 112

総括およびあとがき―問診から四診を構築する

　師匠である梁哲周先生がお亡くなりになる。私にとって恩人であり，未だ鍼灸界の末席に居られるのは師匠のお陰だと思っている。
　その師匠が生前教えてくれたことの1つに「問診から三診を規定する」という臨床上達法がある。
　日本は中国の臨床現場と比べ，指導教官が手取り足取り教えてくれるという環境にない。あれば幸運と言わざるをえない。きわめて少ないのが現実である。薬剤師や鍼灸師ならなおさらそうだろう。本を読み，勉強会や講習会に参加しながら，現場ではひとり，悪戦苦闘する姿が目に浮かぶ。
　脈や舌のどこまでの範囲をその概念に収めるかは，なかなかに難儀な作業といえる。舌質紅や脈細の切れ目をどことするのか？
　師匠は，その指導教官の役割を問診にもたせろと言われた。
　まず問診の精度を高める。その問診で仮説の証を立てる。その仮説の証とほかの三診を比べてみる。そこに整合性を見いだす。その実際を通した思考訓練の集積から，脈舌などの範囲規定が見えてくる。舌紅かどうかの微妙な境界線でも，問診で熱証という解が確実に得られるなら紅としてみよ，ということであり，問診を論拠にほかの三診の精度を上げる学習法である。それを繰り返せば，短期間のうちに三診が上達し，老中医のように脈診から入る診察法も可能になる。つまり本書は，常に湯液・鍼灸を含めた漢方界のレベル向上を意識しておられた師匠の意に沿ったものであり，ひとりで悪戦苦闘する臨床家のサブテキストとして，机の片隅に置いてもらえれば本望である。
　弟子として，この書を師匠の霊前に捧げたい。

【著者略歴】
金子　朝彦（かねこ　あさひこ）
1962年生まれ。
あん摩マッサージ指圧師，鍼灸師。
梁哲周先生に師事し，漢方全般を学ぶ。
漢方研究「三旗塾」を主宰し，中医系臨床家の初級からの脱皮を図る。
さくら堂治療院院長。
湘南医療福祉専門学校非常勤講師。
さくら堂治療院 http://www.sakuradou.biz/
著書：『わかる指圧《痩身》』『わかる指圧《生理痛・生理不順》』（共にユリシス出版部），『中医鍼灸、そこが知りたい』（東洋学術出版社）

邱　紅梅（きゅう　こうばい）
1962年生まれ。
中医師。
北京中医薬大学医学部中医学科卒業。
東京学芸大学大学院で生理心理学修士取得。
桑楡堂薬局にて漢方相談の傍ら，講義・執筆などで中医学の普及に努める。
桑楡堂薬局 http://www.chuiyaku.or.jp/shops/tokyo/souyudo.html
著書：『わかる中医学入門』（燎原），『生理で診断 体質改善法』（家の光協会），『春夏秋冬 自分で不調を治す漢方的183のアイディア』（オレンジページ），『女性力を高める薬膳ごはん―心とからだを元気にする養生の知恵』（共著：マイナビ）

問診のすすめ──中医診断力を高める

| 2014年3月10日 | 第1版　第1刷発行 |
| 2022年2月1日 | 　　　　第5刷発行 |

著　者　　金子　朝彦
　　　　　邱　　紅梅
発行者　　井ノ上　匠
発行所　　東洋学術出版社
　　　　　〒272-0021　千葉県市川市八幡2-16-15-405
　　　　　　販売部　電話 047（321）4428　FAX 047（321）4429
　　　　　　　　　　e-mail hanbai@chuui.co.jp
　　　　　　編集部　電話 047（335）6780　FAX 047（300）0565
　　　　　　　　　　e-mail henshu@chuui.co.jp
　　　　　　ホームページ　http://www.chuui.co.jp/

装幀デザイン／山口　方舟
印刷・製本／モリモト印刷株式会社

◎定価はカバーに表示してあります　　◎落丁、乱丁本はお取り替えいたします
2014 Printed in Japan©　　　　　　　ISBN 978-4-904224-26-7 C3047

中医学の魅力に触れ,実践する
[季刊] 中医臨床

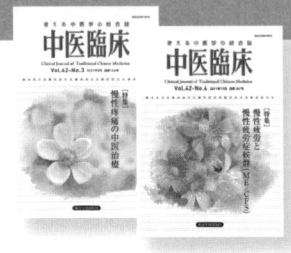

- ●定　　　価 1,760円（本体1,600円＋税）（送料別）
- ●年間予約 1,760円（本体1,600円＋税）4冊（送料共）
- ●3年予約 1,584円（本体1,440円＋税）12冊（送料共）

●——中国の中医に学ぶ

現代中医学を形づくった老中医の経験を土台にして，中医学はいまも進化をつづけています。本場中国の経験豊富な中医師の臨床や研究から，最新の中国中医事情に至るまで，編集部独自の視点で情報をピックアップして紹介します。翻訳文献・インタビュー・取材記事・解説記事・ニュース……など，多彩な内容です。

●——古典の世界へ誘う

『内経』以来2千年にわたって連綿と続いてきた古典医学を高度に概括したものが現代中医学です。古典のなかには，再編成する過程でこぼれ落ちた智慧がたくさん残されています。しかし古典の世界は果てしなく広く，つかみどころがありません。そこで本誌では古典の世界へ誘う記事を随時企画しています。

●——湯液とエキス製剤を両輪に

中医弁証の力を余すところなく発揮するには，湯液治療を身につけることが欠かせません。病因病機を審らかにして治法を導き，ポイントを押さえて処方を自由に構成します。一方エキス剤であっても限定付ながら，弁証能力を向上させることで臨機応変な運用が可能になります。各種入門講座や臨床報告の記事などから弁証論治を実践するコツを学べます。

●——薬と針灸の基礎理論は共通

中医学は薬も針も共通の生理観・病理観にもとづいている点が特徴です。針灸の記事だからといって医師や薬剤師の方にとって無関係なのではなく，逆に薬の記事のなかに鍼灸師に役立つ情報が詰まっています。好評の長期連載「弁証論治トレーニング」では，共通の症例を針と薬の双方からコメンテーターが易しく解説しています。

ご注文はフリーダイヤルFAXで
0120-727-060

東洋学術出版社

〒272-0021　千葉県市川市八幡 2-16-15-405
電話：（047）321-4428
E-mail：hanbai@chuui.co.jp
URL：http://www.chuui.co.jp